당신이 이 책을 읽고

지금보다 더 건강하고

잘 사는 사람이 되시길 바랍니다.

드림

초판 1쇄 인쇄 2025년 12월 10일
초판 1쇄 발행 2025년 12월 19일
지은이 김영길
그림 김송자

펴낸이 김양수
펴낸곳 도서출판 맑은샘
출판등록 제2012-000035
주소 경기도 고양시 일산서구 중앙로 1456 서현프라자 604호
전화 031) 906-5006
팩스 031) 906-5079
홈페이지 www.booksam.kr
블로그 http://blog.naver.com/okbook1234
이메일 okbook1234@naver.com

ISBN 979-11-5778-727-2 (04510)
SET 979-11-5778-726-5

큰글자도서

새로운, 걸으면 산다 ①

화타 김영길 지음

'망설이는 호랑이는 벌보다 못하다.'

1996년, '누우면 죽고 걸으면 산다'를 썼다.
20년 가까운 세월, 화전민 마을에서 살면서 환자들과 소통하고 치료한 경험을 엮은 내용이었다.

'걸어라! 걸으면 산다!'
'누우면 죽고 걸으면 산다!'를 외친 지 30년이 지났다.
'누죽걸산'은 새로운 키워드가 되었다.
멀쩡한 사람도 침대에 누워 있으면 근육이 약해져 환자가 된다.
누워만 있으면 건강한 사람도 죽을 수 있지만 걸어 다니다 보면 죽을 사람도 살 수 있다.
국민소득이 높아지자 '너무 많이 먹고 너무 많이 마시고 너무 기뻐지려고 살아' 환자가 되는 세상이 되었다.

흉년에 먹던 구황식품(救荒食品)이 새로운 건강식품이 되었다. 단맛, 정제탄수화물, 초가공식품이 환자를 만드는 불량식품이 되었다.

건강의 패러다임이 바뀌었다.
시대에 맞는 건강이론이 필요했다.
그래서 유튜브에서 건강 강의를 했다.

건강 혁명의 핵심으로 숭늉, 발끝치기, 상모돌리기를 강조했다. 유튜브 조회 수가 500만을 넘으면서 숭늉이 치병(治病)의 중심에 들어왔다.
외국에서 숭늉 수입을 원하는 사람들이 많아 식품회사를 차려 수출을 하게 되었다.

사람이 죽게 되면 숨을 쉴 수 없다.
그 전에 약이나 음식은 물론 물도 먹을 수 없다.
이런 상황에서는 숭늉이 수호천사가 된다.

물도 넘길 수 없던 사람이 '숭늉을 먹을 수 있어 행복했다. 진작 숭늉을 알았다면 더 행복했을 걸'이라는 유언을 남기기도 했다.

우리 삶은 상어와도 같다.

계속 헤엄치지 않으면 가라앉아 버린다.

　우리 삶은 자전거 타기와도 같다.

계속 달리지 않으면 쓰러져 버린다.

　'망설이는 호랑이는 벌보다 못하다.' 사마천이 사기(史記)

에 기록했다.

　'누우면 죽고 걸으면 산다.'를 쓴 지 30년이 지났다.

시간의 흐름에 따라 건강의 패러다임이 바뀌었다.

　이 시대에 맞는 건강법이 필요했다.

그래서 '새로운, 걸으면 산다'를 펴낸다.

2025년 12월 어느 날

일산 '옐로우 마운틴'에서

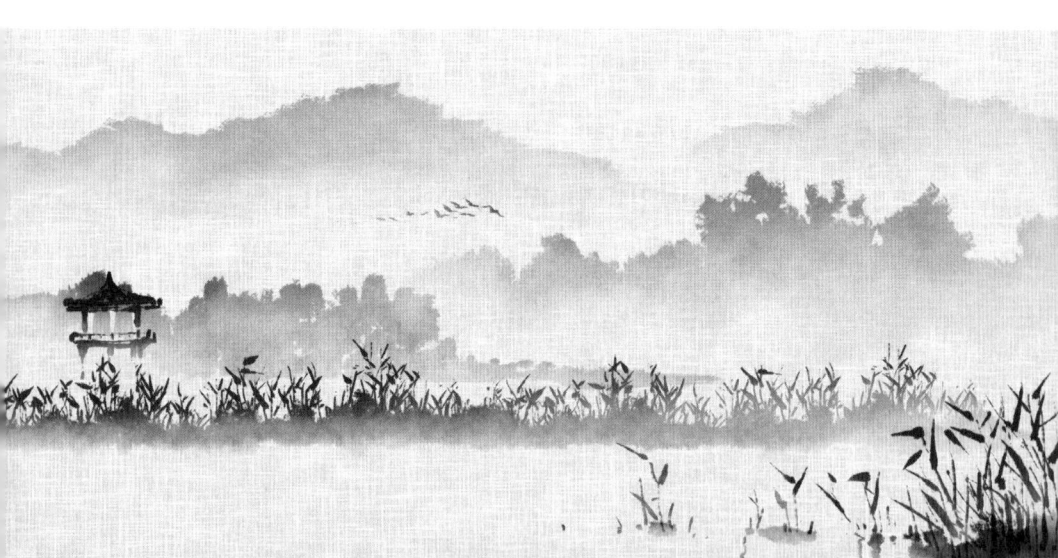

서문

('누우면 죽고 걸으면 산다' 머리말)

세상은 명예와 권력과 재산의 '사냥터'이다.

도시에는 이 '사냥터'에서 얻은 획득물로 그 사람의 사회적 신분을 매기는 독특한 문화를 형성하고 있다.

내가 이 사냥터를 벗어나 강원도 두메산골 화전민 마을에서 삶의 터전을 잡은 지 10여 년의 세월이 흘렀다.

야불폐호(夜不閉戶), '밤에도 문을 닫지 않는다'. 사람들이 다 착해 도둑이 없는 세상을 말한다.

문명의 발달은 많은 '문'을 만들고 이 문을 잠그는 집 열쇠, 금고 열쇠, 자동차 열쇠 따위의 많은 열쇠가 현대인의 필수품이 되도록 했다.

하지만 화전민 마을 집에는 울타리가 없다. 울타리가 없으니 대문도 없다. 대문이 없으니 열쇠가 필요없다.

자연생활은 열쇠가 필요없다.

밤에도 문을 닫지 않고 사는 사회. 열쇠가 필요없는 사회, 이런 게 공자가 말한 요순(堯舜)시대 생활이다.

지난 10여 년 동안 도시의 사냥터에서 많은 열쇠를 얻으려고 버둥대다가 난치병, 불치병에 걸린 환자들을 치료하며 얻은 결론이 있다.

'누워 있다가 죽든가 걸어서 살든가.'

버나드 쇼가 말했다.

'인생이 비참해지는 비결은 자신이 행복한지 불행한지를 생각할 여유를 갖는 것'이다.

환자가 자기 병이 '나을까 말까'하고 생각할 여유를 갖는 한, 그는 자신의 병 감옥에서 나올 수 없다.

병상에 누워 있는 한 병이 나을 수 없다.

이 글은 병상에 누워 괴로워하던 불치병, 난치병 환자들이 병상을 박차고 나와 부지런하게 몸을 움직여 병을 이긴 사례를 중심으로 그동안 지낸 숲속의 생활을 기록한 것이다.

끝으로 고백성사를 하나 하겠다.
나는 혁명가는 아니지만 나로 인해 혁명가 가족처럼 힘든 세월을 보낸 아내 송자, 아들 지환, 딸 지원에게 이 책을 바친다.

1995년 겨울,
눈 덮인 방태산 백세터에서

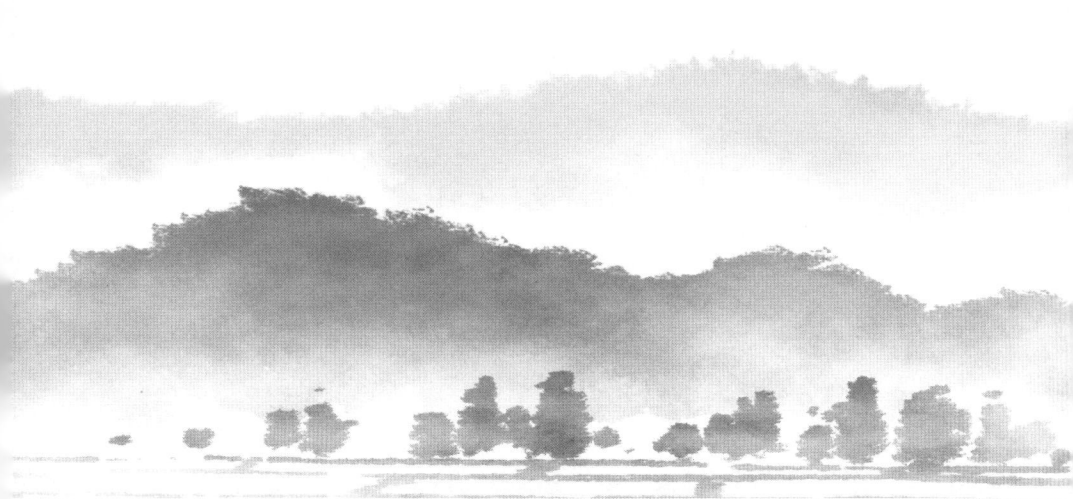

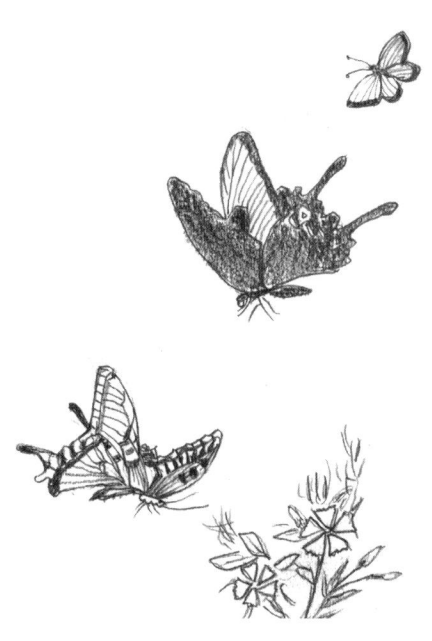

목 차

1

삶을 구걸하면 인생이 비참해진다

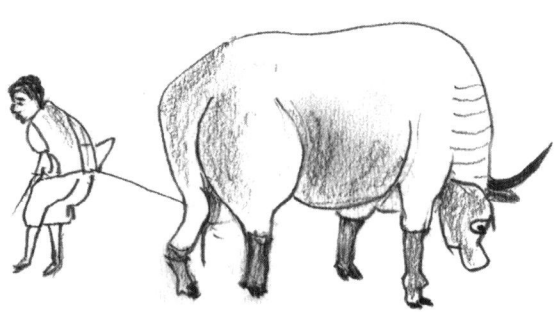

어려움이 쌓이고 쌓이고 또 쌓이면 '좌절(挫折)'이 남던가 '오기(傲氣)'가 남는다.

그는 '오기'를 택했다.

그는 20대에 결혼했다.

심장과 신장이 약했다.

40대에 심장에 스턴트를 했다.

조심조심 직장을 다녔다.

그는 외아들이라 노모를 모셨다.

시어머니, 손위 시누이, 언제 죽을 지 모르는 남편을 둔 아내는 편할 날이 없었다.

조심 또 조심해서 부부관계를 했다.

10년간 20번 정도 섹스를 했는데 애가 4명이나 생겼다.

그는 조기 퇴직했다.

부정맥이 심했다.

혈압이 200~120까지 올라갔다.

언제 죽을지 알 수 없었다.

당뇨도 심했다.

신장이 나빠져 그 기능이 40% 이하가 되었다.

어느 날 아내에게 말했다.

"여보! 너무 미안해. 남편 구실도 제대로 못하고 그만 죽는 게 좋겠어. 나는 아주 실패한 인생이야."

"'성공이다 실패다' 따위는 개나 줘라."라고 말한 사람이 있었다. 그는 의학지식이나 과학지식을 개뿔로 여겼다.

방울뱀은 다람쥐를 먹고 산다. 방울뱀이 다람쥐를 물면 독이 나와 다람쥐를 마비시켜 죽인다.

동물학자가 예외를 봤다.

방울뱀에 물린 다람쥐가 잽싸게 도망을 갔다. 동물학자가 쫓아가 보니 그 다람쥐는 임신한 상태였다.

다람쥐는 뱀에게 물리는 순간 몸에서 해독 호르몬을 만들어 자신과 뱃속 새끼를 구했다.

그는 심한 부정맥, 고혈압, 심장병으로 남은 수명이 3년쯤 된다는 진단을 받았다.

"이왕 죽을 거. 산이나 가다가 죽자."
그가 산에 가는 데는 목적이 없다.
성공하거나 실패하거나 아무 의미가 없다.

그냥 가는 거다.
그는 70세에 에베레스트 정상에 갔다.
죽지 않고 살아서 돌아왔다."
일본 노인 마우라 유이치의 실제 이야기다.
그는 80세에도 에베레스트를 올라갔다.

라인홀트 메스너(Reinhold Messner)가 무산소 에베레스트 등정을 하자 주위에서 말렸다.
"8천m는 죽음의 능선이다. 산소 양이 30%가 안돼 뇌부종이 생긴다. 그래서 의식을 잃고 죽는다."

메스너가 말했다.
"아무도 해보지 않았다. 죽을지 살지 아무도 해본 사람이 없다. 과학적 수치만으로 떨 필요 없다. 그래서 죽는지 사는지 내가 해 볼 거다."

그는 에베레스트 최초의 무산소 등정 기록을 남겼다.

그것도 떼거리 등산이 아닌 단독 등반이었다.

사람들이 비웃었다.

'쇠뭉치를 타고 대서양을 횡단하다니…'

1927년, 찰스 린드버그(Charles Lindbergh)는 뉴욕에서 대서양을 넘어 파리까지 갔다.

그는 작은 비행기를 타고 33시간 30분을 날았다.

단독 무착륙 비행이었다.

그 해에 사람들은 양키즈의 베이브 루스가 홈런 60개 친 걸 더 대단하게 여겼다.

그가 자살 직전에 나에게 들렸다.

혈압수치가 200~130을 오락가락 했다.

혈압약을 아무리 먹어도 내려가지 않았다.

"1945년 초에 프랭클린 루즈벨트 대통령은 혈압이 300~190으로 치솟았어.

그는 얼마 후 죽었지. 63살에…

당시 의학계는, 미국 의학계는 고혈압이 활력의 징후라고 떠들다가 그 반대임을 알았지.

루즈벨트의 혈압이 치명적으로 높아 주치의들이 4선에 나서는 것을 말렸대.

그가 대통령을 4선까지 안 했다면 그렇게 빨리 죽지는 않았을텐데…

그는 200~130의 혈압으로 10여 년간 대통령 자리에 있었으니 자네도 떨 거 없네."

"신장 치료를 하고 숭늉을 잘 먹고 출장식 호흡을 하면 혈압이 정상으로 돌아오네."

심장에서 나오는 피는 15%가 뇌로 가고 20%는 신장으로 간다.

신장은 많은 피를 취급하는 혈관 덩어리다.

그가 오랫동안 먹던 고혈압약과 당뇨약, 고지혈증약은 대표적인 대사증후군 약으로 고혈압, 당뇨, 고지혈증은 호전되지 않고 신장기능만 망가뜨린다.

그래서 그는 불량식품을 멀리했다.

단맛, 정제탄수화물, 초가공 식품을 적(敵)으로 삼았다.

평소 콜라, 닭튀김, 햄버거 마니아였던 그는 심한 불량식품 중독증을 겪었다.

30년 피던 담배도 끊고 날마다 먹던 술도 단박에 끊었는데 불량식품 중독을 끊기는 이들보다 훨씬 더 어려웠다.

그는 내 의견을 존중했다.
안 죽으려니 무섭지 죽을 마음을 가지면 떨 것도 없고 못할 것도 없다.
신장약 처방을 했다.
검은색 숭늉을 섭생의 기본으로 삼았다.
그는 출장식 호흡과 발끝치기, 걷기로 삶의 기초를 세웠다.
'미우라 유이치로'와 '라인홀트 메스너'를 멘토로 삼았다.
어려움이 쌓이고 쌓이고 또 쌓이면 '좌절'만 남던가 '오기'만 남는다.

내일은 아무도 모른다.
신의 영역이다.
그는 '오기'를 택했다.

그가 죽으려고 마음을 먹은 지 벌써 10여 년이 지났다.
그동안 히말라야 8천m 이상 14좌 베이스캠프 5개를 방문했다.

80살이 되기 전에 나머지 9좌의 베이스캠프를 모두 방문할 예정이다.

2

신 상사와 두 여인

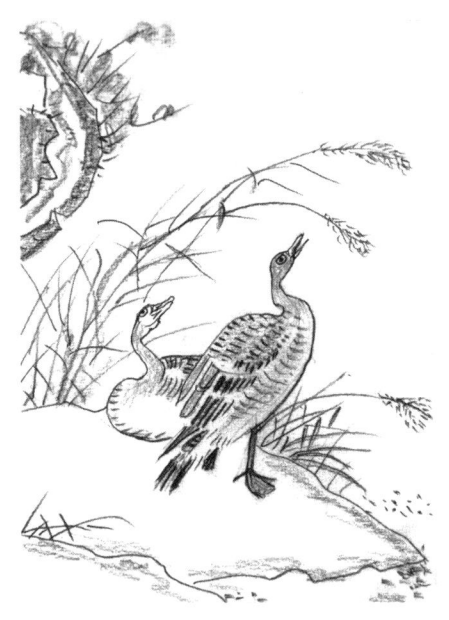

'성자(聖者)에게도 어두운 과거가 있고 폐인(廢人)에게도 밝은 미래가 있다.'

신 상사는 간경변 진단을 받았다.
간 이식 대기자가 되었다.
많은 재산을 사기꾼과 술과 여자에게 쏟아 붓고 불치병에 걸린 것이다.
병든 빈털터리 신세가 되었다.
그는 병원을 나오면서 다짐했다.
'특수부대 신 상사가 이대로 죽을 수는 없다.'
그의 자부심은 특수부대 상사였다.

무작정 집을 떠났다.
군대에서 근무했던 강원도 인제로 발길을 잡았다.
그의 옆에는 아내에게 언니라 부르며 따르는 젊은 여인이 있었다.
그들은 인제에 도착해 상남에 있는 화타 선생의 명성을 들었다.
무일푼의 불치병 환자를 고치는 명의라고…

그들이 내 한약방에 왔다.

신 상사가 살 길을 물었다.

나는 사이비 교주처럼 아는 체를 했다.

"나 자신을 용서해라. 증오심을 버려라."

"어떤 성자(聖者)에게도 어두운 과거가 있고 어떤 폐인(廢人)에게도 밝은 미래가 있다.

내가 나를 용서 못하면 누가 나를 용서 하겠는가?"

이어서 말했다.

"살려고 왔으니 산다는 확신을 가져라.

걸을 힘이 있고 밥 먹을 기운만 있으면 얼마든지 슈퍼맨이 될 수 있다."

그는 주머니를 털어 현미쌀 한 말, 소금 한 되를 사 개인산으로 향했다.

개인산 중턱에는 빈 집이 있었다. 문중 땅에 있는 집으로 아무도 돌보지 않았다.

추운 겨울이라 을씨년스러웠다.

빈 집에 터전을 마련한 신 상사는 하루종일 산을 헤맸다.

꽁꽁 언 산에 약초가 있을 턱이 없다.

다행히 칡과 더덕은 넝쿨 줄기가 나무에 감겨 메말라 있는 것이 보였다.

그는 곡괭이로 눈 덮인 줄기 바닥을 찍었다.

하루종일 작업하면 이들 약초 몇 개를 캘 수 있었다.

아무도 없는 눈 덮인 산에서 신 상사는 도를 닦듯 곡괭이질을 했다.

해지기 전 집으로 내려와 젊은 여인이 해준 칡물을 마시고 현미밥을 소금에 찍어 먹었다.

누룽지를 까맣게 태워 숭늉을 만들었다.

그는 물 대신 숭늉과 칡물을 마셨다.

신 상사는 그동안 캔 더덕과 칡을 가지고 기린면에 있는 현리 5일장으로 갔다.

약초를 판 돈으로 고등어와 부식, 생활용품을 샀다. 한 겨울을 이렇게 보냈다.

곡괭이로 캔 칡, 더덕은 얼마 되지 않았으나 신 상사에게는 부자 부럽지 않은 큰 소득이었다.

장날마다 신 상사는 나에게 들렸다.

그는 사업을 하면서 여러 사기꾼들에게 걸려 들었다.

신 상사가 신 회장이 되면서 많은 유산을 다 날려버렸다.

"간경화, 불치병 아니야.

내가 맘씨를 잘 쓰면 얼마든지 회복될 수 있는 병이야.

나 많이 고쳐 봤으니 떨지 마."

나는 큰소리를 쳤다.

나는 사이비 종교 교주처럼 10세 이상 연상의 신 상사에게 반말지거리를 했다.(실제로 나는 어느 종단의 교주 제의를 받은 적이 있었다.)

어느 틈에 딴 연장자에게도 말을 함부로 했다.

십여 번쯤 만나자 신 상사의 마음이 조금 열렸다.

나는 소변이 시원하게 나오는 오령산(五苓散) 처방을 했다. 오령산은 택사(澤瀉), 적복령(赤伏苓) 백출(白朮), 저령(猪苓), 육계(肉桂)를 합방한 처방으로 소변을 잘 나오게 하고 간질환에도 도움이 된다.

두 달쯤 지나자 신 상사의 한쪽 다리에 마비가 왔다.

성인 소아마비 증세가 온 것이다. 그는 지팡이를 집고 쩔뚝거리며 산을 다녔다.

젊은 여인이 망태와 곡괭이를 들고 그를 거들었다.

간경화 환자가 아픈 다리를 끌고 하루종일 산을 기어 다니다시피 하면서 칡과 더덕을 캤다.

여전히 현리 5일 장에 다녀와 나에게 들렸다.

"선생님 내 소아마비를 고쳐 주세요."

나는 버거씨병을 고친 경험이 있었다.

이 병에 비하면 소아마비 치료는 '어린애 손목 비틀기'처럼 쉬웠다. 버거씨병은 장단지 동맥이 막혀 발가락부터 썩어가는 병이다.

이 병 치료에는 사혈요법(瀉血療法)이 중요했다.

오금인 위중혈(委中穴)과 장단지 가운데서 피를 뽑았다.

장단지는 제2의 심장으로 장단지 사혈은 심장에서 피를 뽑는 거나 같다.

발가락 10정혈(井穴)에서도 사혈(瀉血)을 했다. 10정혈은 오장육부와 연결된 중요한 경혈(經穴)이다.

위중과 장단지, 10정혈을 사혈해 버거씨병을 고쳤으니 근육마비에 불과한 성인 소아마비 치료는 너무 쉬웠다.

1980년 대 초반에는 모든 한약방에서 침 치료를 했다.

감독기관에서도 모른 체 했다.

한약방은 동의보감을 포함한 11개 한의서에 있는 한약처방만 할 수 있는데 당시 상황에서는 어쩔 수 없었다.

나는 돌팔이 침쟁이로 한 소문 났다.

병원에서 못 고치는 버거씨병을 고쳤으니 그 소문이 달나라에도 갈 뻔 했다.

소아마비는 애들이 잘 걸리지만 루즈벨트 대통령은 성인일 때 걸렸다.

백신이 나온 후 한국에서도 소아마비 환자는 나오지 않았으나 간혹 신 상사처럼 하지 근육 마비가 오는 사람은 더러 있었다.

신 상사는 장애인이 될까 봐 무척 떨었다.

그는 5일장 마다 찾아와 침 치료를 받았다. 버거씨병을 치료한 체험을 살려 마비된 근육들을 살렸다.

그는 눈 덮인 산에 올가미를 설치하는 법을 배웠다.

토끼는 대체로 다니는 길로만 다닌다.

토끼 발자국을 따라 올가미를 설치하면 하루 2~3마리의 토끼를 잡을 수 있었다.

일부는 몸보신에 쓰고 나머지는 내다 팔았다.

5일장에 갈 때마다 나에게 토끼를 가져다 주고 침을 맞고 약을 지어갔다.

나는 5일 마다 동네 아주머니들과 토끼탕을 안주 삼아 소주를 마셨다.

집토끼는 뼈가 연해 뼈까지 씹어 먹을 수 있으나 산토끼는 뼈가 강철처럼 단단해 씹어 먹을 수 없었다.

야생에서 자란 사람 뼈와 온실에서 자란 사람의 뼈도 산토끼와 집토끼 차이와 다를 게 없을 거다.

봄이 오자 신 상사의 다리는 완치되고 그는 나물과 약초 버섯을 캐느라 정신이 없었다.

그동안 캔 더덕 가운데 작은 것은 문중 텃밭에 심었다.

5년이 지났다.

5백 평이 넘는 텃밭에는 더덕이 탐스럽게 자랐다.

지나가는 산골 사람들마다 다 부러워 했다.

"큰 돈 되겠네."

그때 신 상사 부인이 충청도 고향에서 찾아왔다.

그는 남편을 보살핀 S동생을 미워하면서도 고마워했다.

세 사람이 한 방에서 잠을 잤다.

동네 사람들이 수근거렸다.

'신 상사가 누구와 잘까?'

'본처 나이가 60살이 가까우니 아무래도 젊은 여자와 잘 거야.'

그들은 같이 현리 장에 다녔다.

본처도 허리가 아파 침을 맞았다. 본처는 S동생과 남편이 있는 것을 보자 날마다 왕성한 의욕이 생겼다.

S동생이 보는 앞에서 치열한 관계를 맺었다.

환갑 가까운 나이에 새로운 꽃이 피었다. (예전, 본 부인이 불임이면 남편은 후사를 보려고 새색시를 들었다. 남편과 새색시가 너무 친하게 지내는 걸 본 부인은 새로운 기운이 생겨 임신하는 경우가 많았다. 질투가 에너지의 원천이었다.)

본처는 너무 꽃을 피우다 보니 덜컥 허리 디스크가 왔다.

침을 맞으면서도 나이 든 부인은 남편과 관계를 지속했다.

신 상사가 하소연을 했다.

"늙은 마누라가 날마다 원하는데 어떻게 하지요? 나는

죽을 판인데…"

"관계는 하되 사정(射精)을 안 하면 돼."

간이나 신장기능이 약한 사람이 사정을 하면 기력이 탈진
된다.

접이불루(接而不漏)는 '섹스는 하되 사정을 하지 않는다'라
는 말인데 나이 든 사람이나 환자들은 귀 기울여 들어야
할 소리다. 중요한 사자성어(四字成語)다.

"본처가 없을 때 젊은 애인도 손 좀 봐"

간혹 도둑질처럼 젊은 애인과 관계를 하면 젊은 애인은
전보다 10배 이상의 격렬한 폭발을 했다.

세 사람의 이상한 동거가 시작된 지 반년이 지나 고향에
서 아들 둘이 찾아왔다.

아들이 최후통첩을 했다.

"집안과 관계를 끊던가 이 여자와 헤어지고 집으로 오시
거나…"

신 상사는 떠나기로 했다.

넓은 밭에 심은 더덕은 젊은 여인에게 몽땅 넘겨 주었다.

신 상사와 아내가 작별인사를 왔다.

"병원에 갔더니 간이 멀쩡하대요. 덕분에 간경화도 고치고 소아마비도 고쳤습니다. 이 은혜를 어찌 갚아야 할지."

그들은 상자를 한약방에 놓고 갔다.

상자 안에는 큼직한 더덕이 있었다.

두 달쯤 후 젊은 애인이 왔다.

"개인산에 심은 더덕을 다 넘겼어요. 이제 개인산과는 이별이에요.

형부가 없는 개인산은 나에게 사막과 같아요.

5년간 꿈 같은 세월을 보냈지요. 이 꿈을 가슴 깊이 묻고 평생 지낼 거예요."

여인은 더덕 상자를 내밀면서 말했다.

"선생님의 은혜는 영원히 잊지 못할 거에요."

여인은 눈물을 참으면서 한약방을 나갔다.

3

질병을 막고 노화도 막고
장수하려면?

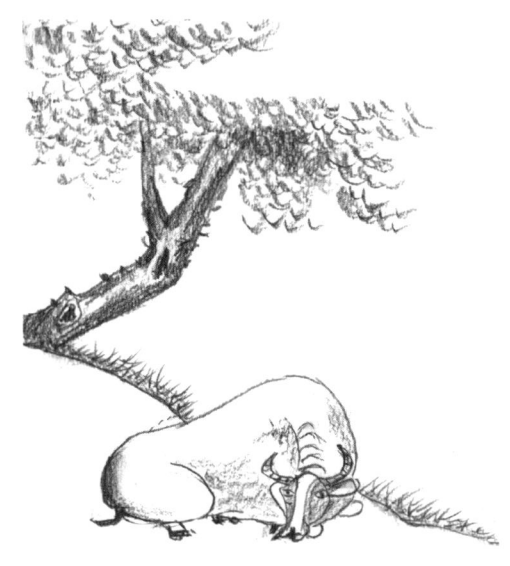

"이 바보야! 병에 안 걸리려면 불량식품만 안 먹으면
돼."
"병에 걸리면?"
"불량식품만 안 먹으면 되지."
"좋은 걸 먹으려고 헤매지 말고 나쁜 것만 안 먹으면 되
는 거야."

현대인의 기대수명이 80세를 넘겼다.
그런데 건강하게 살다가 죽음을 맞이하는 사람은 많지
않다.
대부분 10여 년 가까이 만성질환에 시달리다 죽는다.
오래 사는 게 축복이 아니라 저주인 셈이다.

만성질환은 거의 대사질환으로 고혈압, 고지혈증, 당뇨,
간질환, 신장병, 알츠하이머병 그리고 암도 이 영역에 들
어왔다.

COPD, 관절염도 대사질환에 들어왔다.
대사질환은 신진대사가 불완전하게 되는 상태다.

스트레스는 이 대사질환을 악화시킨다.

암환자는 스트레스 가운데 으뜸인 죽음의 스트레스가 있어 문제가 크다. 아주 크다.

30여 년 전, 네팔의 수도 카트만두는 지구상에서 담배 맛이 가장 좋은 곳이었다.

1,280m에 위치한 이곳은 공해가 거의 없는 도시였다. 공기가 달았다. 담배 맛이 유난히 좋았다.

어느 날부터 오래된 중고차들이 수입되면서 시커먼 매연을 내뿜으며 달리는 자동차들이 늘어났다. 거의 모든 차에서 이런 연기가 나왔다.

인도에서 값싼 불량 연료를 들여와 중고차에 쓰자 분지인 카트만두는 시커먼 매연 안개에 덮인 공해 도시가 되었다.

우리가 먹는 음식이 이런 상황이 되었다.

단맛 나는 식품, 정제된 탄수화물, 초가공식품이 불량 연료가 되어 몸을 엉망으로 만들었다.

1983년, 미국에서 아이들의 몸에서 비알코올성 지방간이 처음 발견되었다.

전에는 술 많이 먹는 성인에게만 나타나는 증세였다.
지금은 20%가 넘는다. 20대 히스패닉 젊은이는 42%가 넘는다.

우리도 마찬가지다.
이 연령대는 지방간이 0%에 가까운 게 정상이었다.
왜 이런 현상이 생겼을까?
단맛, 정제탄수화물, 초가공식품이 일으킨 참사다.

세계 3대 진미로 철갑상어알, 송로버섯, 푸아그라를 꼽는다.
푸아그라는 북쪽에서 추위를 피해 따뜻한 이집트에 오던
철새인 기러기의 간으로 지방이 잔뜩 끼어있는 간이다.

기러기는 무화과를 많이 먹어 간에 지방을 축적한다.
그래야 날씨가 따뜻해지면 북쪽 고향으로 날아갈 수 있다.

마지막으로 달콤한 과일인 무화과로 저장된 지방간이 장거리 여행에 필수 에너지다.

농장에서는 오리나 거위를 길러 지방간인 푸아그라를 생산했다.

거위에게 지방 식품을 먹인다고 지방간이 생기는 게 아니다.

뭘 먹여야 지방간이 잘 생길까?

농장주들은 거위에게 정제된 탄수화물을 잔뜩 먹여 푸아그라를 생산한다.

60년대 초, 우리나라가 아프리카 소말리아만큼 가난하던 시절, 친지가 미군부대에 근무했다.

형한테 전화가 왔다.

"엄마가 돌아가신대. 기침과 해소, 가래와 천식이 심하고 몸이 부었어."

"병원에 가던가 의사를 부르지?"

"의사가 와 보더니 그냥 가면서 임종 준비를 하래."

그는 부리나케 오렌지 한 상자를 들고 엄마에게 갔다.

당시 오렌지는 귀한 과일로 상류층만 먹을 수 있었다.

오랜지를 본 엄마는 자리에서 일어나 허겁지겁 오렌지 한 상자를 다 먹었다.

손자들에게 한 개도 주지 않고 혼자 다 먹었다.

잠시 후 기침이 멎고 색색거리던 천식도 사라졌다.

엄마는 영양부족으로 죽음 문턱에 갔다가 오렌지 한 상자를 먹고 살아났다.

모친은 100살 가까이 살았다.

임종 직전 말했다.

"오렌지 덕분에 내가 30여 년을 더 살았어. 오렌지를 들고 온 아들이 명의(名醫)였어."

실제로 그 아들은 명의가 되었다.

현대인은 지방간이 많다.

알코올성 지방간은 술 때문에 생긴다.

비알코올성 지방간은 술 한 방울 안 먹어도 생긴다.

기러기가 무화과를 많이 먹어 지방간을 만들듯 현대인들은 단맛이 많은 과일이나 정제 탄수화물, 초가공식품을 먹어 지방간을 만든다.

'인간 푸아그라'가 된다.

건강의 축은 신진대사와 혈액순환이다.

현대인이 앓고 있는 병이 대부분 만성질환이다.

급성질환인 전염병, 사고, 부상, 폐렴 따위는 병원 영역이지만 만성질환은 개개인의 몫으로 삶과 더불어 죽을 때까지 이어진다.

만성질환의 대부분은 대사질환이고 염증질환이다.

예전에는 고혈압, 고지혈증, 당뇨가 주축을 이루더니 어느 날 암도 이 영역에 들어왔다.

간질환도 대사 간질환으로 이름을 바꿔 부르고 신장병은 여러 대사질환의 복합체로 역시 이것도 대사질환이 되었다.

알츠하이머병도 대사질환에 포함됐다.

4

술을 끊었는데 여전히 지방간이라니

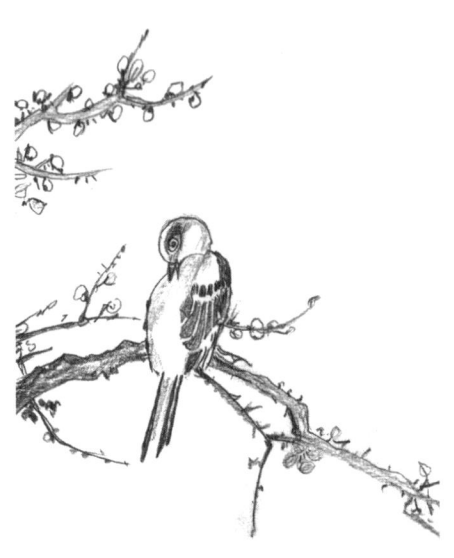

그는 성인이 된 후 날마다 술을 마셨다.

거의 20여 년을 마셨다.

그는 매일 헬스클럽에서 한 시간을 고강도 운동을 하고 출근했다.

주말에는 등산을 했다. 정상에 올라가 술 한잔 마시며 외쳤다.

"내가 최고다!"

하산 후 폭탄주 몇 잔 마시며 또 외쳤다.

"역시 폭탄주는 하산주가 최고야!"

체력에는 자신이 있었다.

어느 날 산행 후 술을 마시다 쓰러졌다.

그는 병원 응급실에 갔다.

지방간과 간염이 있고 간경화 초기 진단을 받았다. 그래서 술을 끊었다.

20여만에 술을 끊으니 음식이나 친구가 다 변했다.

평소에는 거들떠보지도 않던 콜라나 떡이나 케익을 많이 먹었다.

술친구 대신 골프 친구, 테니스 친구와 어울렸다.

6개월이 지났다.

'반년 동안 술을 안 먹었으니 지방간이나 간염쯤은 사라졌
겠지.'

병원에 갔다. 하지만 지방간 수치가 그대로였다.

간염, 간경화 수치도 여전했다. 억울했다.

'그렇게 먹고 싶은 술을 한 방울도 안 먹었고, 운동은 더
열심히 했는데'

과유불급(過猶不及)

지나친 것은 부족한 것보다 못하다.

당분을 적정량보다 많이 먹으면 잉여당분이 체내에 쌓여
지방이 된다.

특히 간에 쌓여 지방간, 간염, 간경화를 일으킨다. 잉여
당분은 술과 마찬가지로 간에 해롭다.

설탕이나 감미료나 자연상태의 당분이나 과일이나 다 같
다.

그는 물 대신 숭늉을 마시고 고농도 숭늉으로 가글을 했
다.

단맛이 나는 것은 무조건 입 근처에 접근을 막았다.

정제단수화물 대신 거친 통곡물을 먹었다.

초가공 식품은 쳐다보지도 않았다.

저녁 7시 이후에는 숭늉 이외에 아무것도 먹지 않았다.

냉수로 샤워를 한 후 발끝치기, 발바닥 때리기를 1시간 한 후 잠에 들었다.

회사에서는 못된 상사를 미워하지 않도록 노력했다.

못된 놈들은 나름대로 사정이 있었다. 동료나 부하 직원들을 이해하도록 애썼다.

아내는 영부인 모시듯 했다.

반년이 지났다.

병원에 갔다.

그의 몸에서 지방간, 간염, 초기 간경화가 사라졌다.

대은(大隱)은 시은(市隱)이라고 했다.

크게 도(道)를 닦으려면 깊은 산속에 가기보다 시끌벅적한 시장 바닥에서 잘해야 한다는 옛 어른들의 말씀이다.

5

천국의 여인

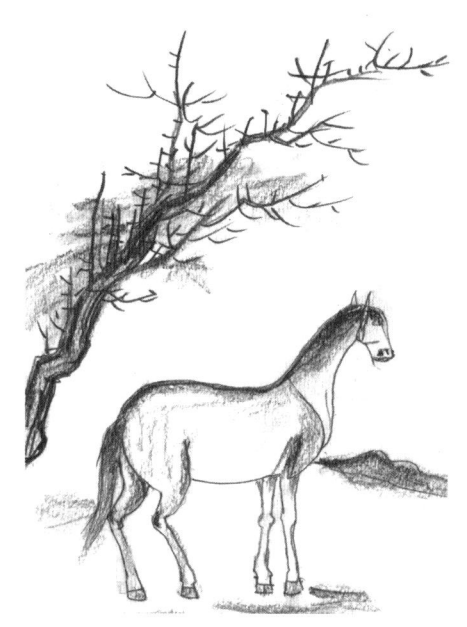

남태평양 여인들은 물 좋고 공기 좋고 스트레스 없는 환경에 산다. 말 그대로 천국에 산다.

그들은 10대에는 날씬한 몸이었다가 30대가 되면 100kg이 훨씬 넘는 고도비만이 된다.

왜 그럴까?

원인은 당분이 많은 자연산 열대 과일에 있다.

호주 멜버른 동물원에서는 2018년부터 동물들의 식단에서 과일을 추방했다.

재배 과일의 당도가 터무니없이 높아 비만과 충치 문제가 계속해서 나온 탓이다.

☆

의사들이 말한다.

"한약 먹지 마세요. 간에 해로워요."

그들은 임상경험을 통한 과학적인 수치로 이렇게 말한다.

모든 한약은 다 해로울까? 한약 농축액 가운데 유난히 단맛이 나는 게 있다.

건강식품에도 심하게 단맛이 나는 농축액이 있다. 단맛 농축액이 문제다.

백복령(白茯笭)이나 백모근(白茅根), 저령(猪笭) 따위의 약초는 아무리 많은 양을 끓여도 담담한 맛이 난다.

이런 한약재들이 많다.

☆

말기암 환자가 단식을 했더니 완치됐다는 소식을 접한다.

예수 석가모니 마호메트는 수시로 단식수행을 했다.

단식을 하면 암의 영양분인 단맛을 안 먹게 된다. 그러니 자동으로 암세포가 굶어 죽는다. 그런데 굶는 게 그렇게 쉽지 않다.

너무 굶어 체중이 잔뜩 내려가면 사람도 죽는다. 그러니 필수 옵션인 단백질과 지방을 알맞게 먹으면 된다.

선택옵션인 탄수화물은 먹지 않아도 된다.

문제는 부작용 없는 단식을 할 수 있느냐다.

☆

호날두는 세계 최고의 현역 축구선수다.

그의 나이 42세, 식단관리가 철저하다.

설탕이 들어간 음식과 탄산음료, 술 담배는 일절 안 한다.

채소와 닭고기, 생선 위주의 식사를 한다.

소스와 소금 등 양념이 든 음식은 피한다.

☆

세종대왕은 당뇨로 고생했다.

당시에는 제1형 당뇨만 있었다.

이 병은 췌장에서 인슐린 호르몬이 안 나와 세포가 영양을 저장하지 않고 모두 밖으로 내보내는 질병이다.

소갈증(消渴症)이라고 했다.

아무리 먹어도 소용없다.

다 나가 버린다.

그래서 소갈증 환자는 항상 배고프다.

반대로 인슐린 호르몬이 너무 많이 분비되면 에너지가 지방으로 축적돼 살은 엄청나게 찌지만 에너지가 소비되지 않아 항상 배고프고 기운이 없다.

그래서 짜증만 나고 우울하다.

그러면서 모든 질병은 다 대든다.

먹방에서 비쩍 마른 사람이 5~10인분의 고기를 먹어도 살로 가지 않는 이유는 인슐린 호르몬이 적기 때문이라는 해석이 유력하다.

세종대왕은 운동을 싫어하고 고기를 좋아해 아버지 태종이 걱정했다.

당시에는 거의 1형 당뇨만 있었다.

이 증세는 췌장에서 인슐린 호르몬이 생기지 않아 몸에 들어온 영양분이 저장되지 못하고 밖으로 나가 항상 배고프고 갈증이 있다.

결국 아프리카 최빈국 어린이처럼 비쩍 마른 몸이 되어 죽는다.

세종대왕은 2형 당뇨였다.

당시에는 보기 드문 질병이었다. 못 먹어 병이 나던 시절에 많이 먹어 병나다니…

궁중요리는 대체로 정제되고 먹기 좋고 가공이 잘 된 음식이 많았다.

단맛과 정제탄수화물과 초가공식품이 주식이었다.

서민들이 흉년에 먹던 구황식품인 백모근이나 갈근, 소

나무 속 껍질, 느릅나무 껍질을 먹었다면 그의 건강은 호전될 수 있었다.

그는 각종 질병으로 고생하다 50대 초반에 사망했다.

단맛과 정제 탄수화물, 초가공식품이 대사질환의 원흉이라는 것이 밝혀진 것은 최근이다.

암이나 간질환, 신장질환, 알츠하이머병이 이 대사질환 영역에 들어온 것도 얼마 되지 않았다.

찢어지게 가난한 사람들이 먹던 구황식품(救荒食品)이 현대인에게 최고의 영양식이 되었다.

조선시대 경국대전에는 수백 종의 구황식물이 수록되어 있다.

6

새로운 길, 가야 할 길

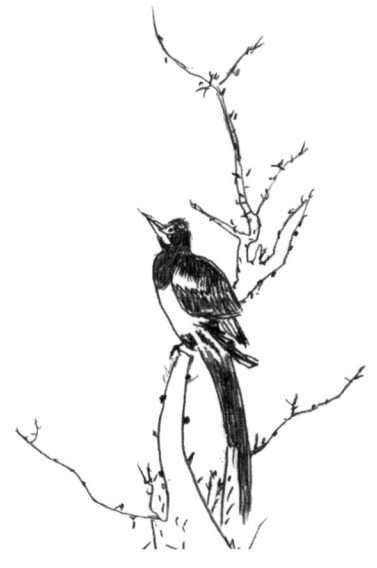

성의학(性醫學) 권위자에게 기자가 물었다.
"정력을 확 살리는 비방이 뭐지요?"

그가 기자에게 새끼손가락을 내밀며 말했다.
"이 손가락만 단단하게 할 수 있는 비방이 있을까?"

새끼손가락만 강하게 하는 처방은 없다. 정력은 혈관 영역이다.

몸 전체가 튼튼해 혈액순환이 잘 돼야 정력이 확 살아난다. 당뇨약, 고혈압약, 간장약, 신장약, 전립선약, 많은 특효약들이 판치고 있다.
"일주일만 먹어봐! 병이 확 낫지."

이런 광고가 판을 친다.
별보다 많은 건강 정보 속에서 우리는 헤매고 있다.
단순한 게 진리다.
이 질병들은 다 대사질환이고 혈관 영역이다.
대사질환의 특효약은 불량식품 안 먹기다.
반년~1년 이상 꾸준히 불량식품을 먹지 말아야 낫는 질병들이다.

불량식품은 담배나 마약이나 다름없다.

술도 마찬가지다.

대부분 만성질환은 대사질환이다.

일단 단맛, 정제 탄수화물, 초가공식품 따위의 불량 에너지를 멀리하는 게 대사질환을 피하는 첫걸음이다.

고혈압, 고지혈증, 지방간, 암, 신장병을 한꺼번에 몰아내는 길이다. 발끝치기, 상모돌리기, 발바닥 때리기를 해 혈액순환이 잘 되게 하자.

올바른 대사질환과 올바른 혈액순환, 건강혁명의 시작이요, 끝이다.

7

80대 노인의 근거 없는 자신감,
100살은 채워야지

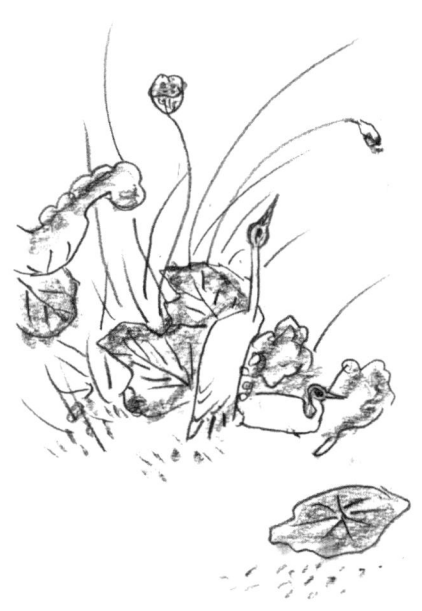

원주에서 대대로 농사를 짓던 노인은 60대부터 여러가지 병치레를 했다.

병원은 반드시 서울의 4대 대형병원으로 가서 VIP 치료를 받았다.

60대 중반에 신장에 암세포가 생겼다.

암 환자의 3종 셋트인 수술과 항암치료와 방사선치료를 했고 완치됐다.

10년이 지났다.

70대에 신장에서 재발한 암세포가 방광 − 전립선 − 대장으로 전이되었다.

그는 서울에 있는 대형병원 특실에 입원해야 안심이 되었다.

수술과 항암치료와 방사선치료를 하면 마음이 놓였다.

"늙은 나이에 이 짓을 하는 게 잘못된 게 아닌가?" 하는 의심은 추호도 없었다.

세 아들은 아버지의 고집을 꺾을 수 없었다.

대대로 그의 문중은 수만 평 땅을 소유했다.

그의 땅에 큰 길이 생기고 아파트가 생기고 큰 건물이 들어섰다.

그는 0.01%의 슈퍼리치가 되자 강남에 여러 채의 아파트를 사고 세 아들을 비싼 과외 학원에 보냈다.

아들들은 의사, 검사, 판사가 되었다.

노인은 아들들에게 일렀다.

"돈이 힘이야. 아무리 큰돈이 들어도 내 병을 고쳐라.

돈으로 못 고치는 병이 세상에 어디 있냐? 나는 100살까지 살 수 있다."

수술도 여러 번 하고 항암치료나 방사선치료는 셀 수 없이 많이 했다.

노인의 돈에 대한 믿음은 80세가 가까워도 변함이 없었다. 철 들지 않는 과도한 자신감, 부자의 근거 없는 자신감이 그의 건강을 지켰다.

80대 초반 소변에서 피가 폭포처럼 나왔다.

그는 병원에 입원했다.

그러나 치료가 되지 않았다.

병원에서는 그냥 나가라고 했다.

돈을 아무리 줘도 고칠 수 없는 병과 마주쳤다.

"이제 죽었구나. 무슨 한국 최고의 병원이 피 나오는 것도 못 잡지?"

노인은 슈퍼리치가 된 후 처음으로 기가 죽었다.

근거 없는 자신감에 한계가 왔다.

의사인 아들 집에 머물렀다.

처음에는 소변에서 피가 심하게 나오더니 대변에서도 피가 쏟아졌다.

방광은 대장과 연통돼 있어 소변 쪽에 피가 넘치면 항문으로도 피가 나온다.

그러니까 신장(腎臟) – 방광(膀胱) – 전립선(前立腺) – 대장(大腸)은 연리지(連理枝)다.

이곳에 암세포가 점령해 생긴 출혈은 현대의학의 사각지대다.

그는 비타민C 마니아였다.

비타민C는 혈뇨에 좋지 않다.

비타민C를 먹지 않아야 피를 멈추게 하는 처방에 효과가 있다.

나는 위령탕(胃苓湯) 처방에 까맣게 태운 산사와 건강을

40g씩 넣어 처방했다.

숭늉은 에스프레소 커피보다 더 진하게 우려서 마시게 했다.

위령탕은 소화제인 평위산(平胃散)에 이뇨제인 오령산(五苓散)을 합방한 처방이다.

산사(山査)나 건강(乾薑)은 까맣게 태울수록 지혈작용이 강하다.

건강은 생강(生薑)을 말린 것이다.

숭늉도 진하게 우리면 까맣게 된다.

보름쯤 지나자 노인의 피는 멈췄다.

병원에서 해결 못하는 걸 한약재 몇 개 섞은 것으로 해결했다.

진리는 단순하다. 수천 년, 수만 년 인류를 괴롭힌 세균성 질환이 푸른곰팡이 하나로 해결됐다.

치명적인 질병인 말라리아가 키나 열매나 개똥쑥으로 해결됐다.

기운을 얻은 노인이 횡설수설했다.

"누가 뭐래도 나는 100살까지 살 거야. 돈이 있는데 뭘

걱정이야. 병원이 없나? 약이 없나? 99살에 자식들에게
재산을 나눠줄 거야."

그는 아들이 더 있어야 된다고 말렸으나 며느리 눈치를
보는 것도 싫고 아파트에 있는 게 답답했다.

꺾였던 근거 없는 자신감이 다시 살아났다.

노인은 평소 자랑하던 스포츠카를 몰고 원주에 있는 집
으로 가다 마주 오던 대형 화물차와 충돌했다.

8

노새영감과 눈들영감

— 이가 없다고 한탄하지 마라.
  잇몸이 있다.

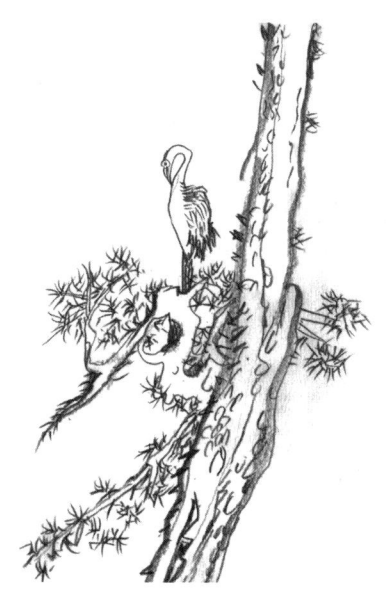

노새영감은 강원도 오지마을에서 백두대간을 넘어 동해안으로 물건을 져 날랐다.

그는 80kg(쌀 한 가마 무게)이 넘는 짐을 지게에 싣고 하루종일 산길을 오르내렸다.

차마고도를 다니는 사람들도 80kg 정도의 소금 짐을 지고 다녔다.

그들은 길이 좋아 나귀로도 날랐지만 노새영감이 다닌 길은 나귀가 다닐 수 없는 험한 길이었다.

(우리 농촌은 가난해 노새나 나귀를 기를 여유가 없었다. 대신 사람이 지게에 무거운 짐을 싣고 다녔다. 미국인들이 A프레임이라고 부른 지게는 우리의 독창적인 발명품이다.)

그들을 산아비라고도 불렀다.

산아비는 강원도 인제군 상남면에서 조침령이나 곰배령, 구룡령을 넘어 양양이나 주문진을 다녔다.

해방 전에는 양양으로 다녔는데 해방이 되자 인제, 양양 지역이 38선 북쪽이 되는 바람에 주문진으로 갔다.

설악산도 북한 땅이었다.

휴전 후 이 지역들이 남쪽 것이 되었다.

그는 산간마을의 생산품을 지고 산을 넘어 바닷가 마을에 내다 팔고 어물이나 생필품을 싣고 다시 산간마을로 돌아왔다.

해 뜰 때 시작해 해질 때까지 쉬지 않고 걸었다.

쉴 때는 앉아서 쉬지를 못했다.

지게에 있는 짐이 무거워 일단 앉으면 다시 일어날 수 없었다.

바위에 비스듬히 지게를 받치고 서서 쉬었다. 시장하면 엿을 먹었다.

옥수수 엿이었다. 옥수수 한 말을 고우면 엿 1kg이 나왔다.

알프스 산간 마을을 다니던 등짐장사들은 초콜릿을 먹었다. 엿이나 초콜릿은 부피는 작고 열량은 많아 등짐장사의 비상식량으로는 제일이었다.

산아비는 80세가 넘어도 허리가 꼿꼿했다.

무거운 짐을 오래 지다 보니 키는 납작해졌지만, 여전히 등짐을 잘 지고 힘이 셌다.

노새보다 힘세고 지구력이 있었다.

1970년대, 개인산과 방태산에 큰 산판(山坂)이 있었다.

임진왜란이나 병자호란, 6·25전쟁에도 무사했던 큰 나무들이 잘려 나갔다.

큰 전나무는 대형 트레일러가 딱 한그루 실었다.

개인산 약수는 국내에서 가장 높은 곳에 위치한 약수터다.

주위에는 몇 아름되는 수백 년 된 전나무들이 하늘을 가리고 있다.

이 나무들도 다 잘려 나갈 운명이었는데 인부들 중에 마을 사람이 있었다.

"나중에 우리나 우리 자식들이 와 먹을 약수인데 근처 나무는 베지 말자."

미산리에서 개인산 약수 아래까지 6km였다.

거기에 산판 인부들의 숙소가 있었다.

자동차가 다닐 산길이 없어 지게로 물품을 날렸다.

50대 노새영감은 쌀 두 가마를 날랐다.

6km의 가파른 산길을 쌀 두 가마 160kg을 지게에 져 나

르다니 뻥이 너무 심한 것 아닌가?

노새영감은 쌍지게로 쌀가마를 날랐다.

오솔길을 따라 몇 개의 고개가 있었다.

지게를 지고 오르막길에 오르면 거기에 짐 실은 지게를 벗어놓고 내리막길을 가 다시 짐 실은 지게를 지고 오르막길에 오른다.

이렇게 몇 개의 고개를 넘었다.

쌍 지게로 쌀 두 가마를 날랐다.

하루 두 번 왕복을 했으니 320kg을 져 날은 것이다.

노새영감은 이빨이 하나도 없었다.

아래 이빨이건 위 이빨이건 한 게도 없었다.

그 흔한 틀니도 돈이 없어 못했다.

60년대에 틀니는 부자 노인만 했다.

우리 국민소득이 100달러 근처였으니 산골에서는 '틀니'라는 단어가 없었다.

화전민 노인에게 틀니는 엄두도 못 내는 사치스러운 것이었다. 노새영감은 음식을 씹지 않고 잇몸으로 우물우물 넘겼다.

노인은 삼겹살을 좋아했다.

삼겹살 구이집에 가면 네댓 근의 삼겹살을 후딱 먹어 치웠다.

고기는 꼭꼭 씹어 먹어야 하는데 씹지 않고 먹는 게 걱정되었다.

더 큰 걱정은 80대 노인이 5인분의 고기를 마파람에 게 눈 감추듯 먹어 치우는 거였다.

노인은 삼겹살을 먹기보다는 물 마시듯 했다.

저렇게 먹어도 소화가 될까?

뭔 탈이 안 날까?

내가 걱정하는 사이에 노인은 행복한 표정을 지으며 수북이 쌓인 삼겹살을 다 먹어 치웠다.

노새영감 집은 방태산 아래 있었다. 작은 귀틀집으로 영감이 혼자 지었다.

그의 부인은 30대에 원인 모를 열병을 앓았다.

허리와 무릎에 종기가 생기고 무척 아팠다.

굿을 여러 번 했으나 낫지 않았다. 부인은 앉은뱅이가 되었다.

앉은뱅이 부인은 개구리처럼 뛰어다니며 1,000여 평의 밭농사를 짓고 살림을 꾸렸다.

부인은 장애인이 된 후 5명의 아이를 더 낳았다.

이 농토와 집터는 '고스톱'을 좋아하는 노새영감이 노름으로 다 날리고 노인들이 죽을 때까지 그냥 살기로 했다.

노인의 사망원인으로 세 가지를 꼽는다.

1. 관격(關格)

과식으로 위가 막히면 기가 막혀 죽는다.

2. 감기

노인 감기는 COPD 가 될 수 있다.

폐렴으로 죽는 수가 많다.

3. 낙상(落傷)

노인은 뼈다귀가 약하다.

넘어져 엉치뼈를 다치면 거의 다 얼마 못 살고 죽는다.

평생 우유는 안 먹고 무거운 등짐을 진 노새영감은 뼈가 튼튼했다. 거친 음식, 등짐, 우유 안 먹기가 튼튼한 뼈 만들기의 핵심이었다.

서정주 시에 노새영감과 같은 늙은이가 있다.
눈들영감이라 했다.

눈들 영감의 마른 명태

〈눈들 영감 명태 자시듯〉이란 말이 또 질마재 마을에 있
는데 참 용해요.

그 딴딴히 마른 뼈다귀가 억센 명태를 어떻게 그렇게는
머리끝에서 꼬리 끝까지 조금도 안 남기고 목구멍 속으로
모조리 다 우물거려 넘기시는지, 우 아랫니 하나도 없는
여든 살 짜리 늙은 할아버지가 참 용해요.

하루 몇 십 리씩의 지게 소금장수인 이 집 손자가 꿈속의
어쩌다가 떡처럼 한 마리씩 사다 주는 거니까 맛도 무척
좋을 테지만 그 사나운 뼈다귀를 다 어떻게 속에다 다 담
는지 그건 용해요.

이것도 아마 이 하늘 밑에서는 거의 없는 일일 테니 불가
능 할 수 없이 신화의 일종이겠습죠?

그래서 그런 게 아니라 이 영감의 머리에도 꼭 귀신의 것
같은 낡고 낡은 탕건이 하나 얹히어 있었습니다.

똥구녁께는 얼마나 많이 말라 째져 있었는지, 들여다보지는 못해서 거기까지는 모르겠지만…

소화는 위장이 아니라 뇌가 한다는 말이 있지요.
'뇌와 위장은 하나다.'라는 말도 있지요. 그래서 전쟁이 터지면 위장병 환자가 제일 먼저 사라진대요.
거지들은 아무거나 아무렇게나 잔뜩 먹어도 위장에 탈이 안나요.

소화가 안되거나 속이 거북하다면 병원이나 약국을 찾기보다 '내 상황이 너무 지루하거나 권태롭거나 망상에 빠진 게 아닌가?' 하고 살펴 보세요.

9

세상에는 두 종류의 사람이 있다

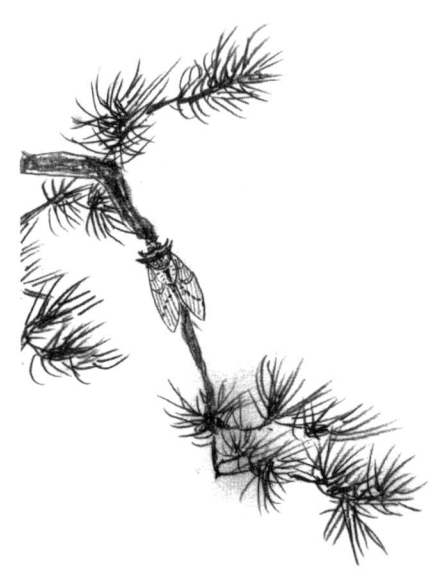

병에 걸려도 잘 사는 사람.

병에 걸리면 고통 속에서 헤매다 죽는 사람.

죽을 병을 이겨내려면?

숨을 오래 참으면 죽는다.

산소가 부족해 죽는 게 아니고 그 전에 이산화탄소가 많아 질식한다.

숨을 오래 참았다가 하는 일은 '산소 마시기'가 아니라 '이산화탄소 내보내기'다.

신선한 공기를 마시는 게 중요한 게 아니라 몸 속에 갇혀 있는 나쁜 공기를 내보내는 게 더 중요하다.

이것이 출장식 호흡(出長息 呼吸)의 핵심이다.

의사의 종류가 여러 가지다.

신의, 명의, 평의, 의원.

신의(神醫)는 환자를 척 보면 그의 질병을 안다.

명의(名醫)는 환자의 목소리만 듣고 알고.

평의(平醫)는 환자의 증세를 물어보고 알고

의원((醫員)은 환자의 맥을 집어보고 그의 질병을 안다.

춘추전국시대 신의 편작(扁鵲)은 고칠 수 없는 사람을 꼽았다.

첫째. 교만한 사람.
이런 사람은 남의 말을 듣지 않는다.
혼자만 옳고 혼자만 잘났다.
소위 'SNS 명의'라 의사들도 가르치려 든다.

둘째. 인색한 사람.
돈이 아까워 타인을 다 도둑놈, 사기꾼으로 본다.
돈을 움켜쥐고 죽는다.

셋째. 과음, 폭식하는 사람.
거의 정신병자 수준이다.

넷째. 음양이 화목하지 않은 사람 (부부 사이가 나쁜 사람)
특히 조강지처(粗糠之妻)를 울게 하는 자는 제일 너절한 놈이다. 가장 가까운 동료를 배신하는 놈이다.

다섯째. 약을 먹지 못하는 사람.

여섯째. 아프면 무당부터 찾아가는 사람.

하나 더 부정적인 마인드.
말끝마다 "나 안 될 거야."
"나 죽을 거야." 하는 사람.

생명은 생존을 찾아가는 여정이고 진화의 과정이다.
진화는 결핍과 어려움을 헤쳐나가는 능력이다.
우리는 어려움이 닥치면 이를 헤쳐낼 힘이 있다.

2천 여년 전, 춘추전국시대에도 심뽀를 곱게 갖지 않으면 병을 고칠 수 없다고 했다.
심뽀는 심장의 기능을 돕는 경혈(經穴)인 심포(心包)로 해부학에는 존재하지 않는 장기(臟器)다.

불치병에 걸린 사람이 먼저 할 일은 편작이 말한 '고칠 수 없는 영역'에서 빠져 나오는 것이다.

병은 신의(神醫)나 명의(名醫)가 고치는 게 아니다.
병을 고치는 것은 마음의 보따리인 심뽀인 것이다.

바른 심뽀가 신의(神醫)다.

바른 심뽀가 명의名(醫)다.

병에 걸렸다고 고통 속에서 헤매다 죽는 사람이 되지 말
자.

걱정만 하다 죽는 사람이 되지 말자.

병에 걸려도 잘 사는 사람이 되자.

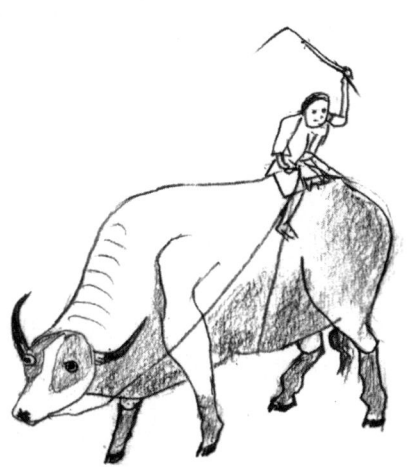

10

전쟁이 나면
앉은뱅이도 뜀박질을 한다

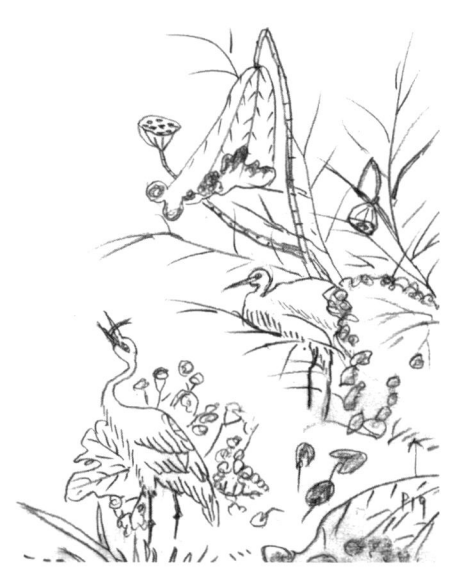

그는 무릎이 아팠다.

죽을 듯 아팠다.

몇 년 전부터 앓던 신장암, 폐암이 무릎으로 전이되었다.

항암치료를 해 암세포를 작게 한 후 수술을 하고 방사선 치료를 했다.

의사가 회진을 왔다.

보호자가 물었다.

"선생님, 방사선 치료를 해도 여전히 걷기가 힘들고 무릎이 아프대요."

"목발 짚고 다니세요."

"평생 목발을 짚어야 하나요?"

의사는 환자 앞에서 말했다.

"얼마 살지도 못할 텐데 평생은 뭘"

의사는 입원환자가 많은 병실에서 충격적인 말을 아무렇지도 않게 말했다. 듣고 있던 보호자가 흥분했다.

막말이 나왔다.

"선생! 그럴 거면 수술은 왜 하고 항암치료는 왜 하고 방사선치료는 왜 했소?"

"얼마 후 죽을 거니 치료 같은 거 하지 말고 집으로 가 쉬세요. 이렇게 말하는 게 올바른 의사 윤리 아니요?"

"매상을 올리려고 수술하고 항암치료를 하고 방사선치료를 하다니"

"당신들은 야바위 엉터리요"

"곧 죽을 거니까 치료 하느라 고생 마세요. 마음대로 먹고 편한 대로 사세요." 이렇게 말했어야지.

이성을 잃은 여인이 의사의 멱살을 잡고 거친 말을 퍼부었다.

황제처럼 거들먹거리던 의사는 찍소리 못하고 인턴들과 재빨리 병실을 빠져 나갔다.

"나쁜 놈들! 이런 자들에게 목숨을 맡기다니"

한 번 욕을 하자 여인은 평생 욕설을 하던 사람처럼 변했다.

남편에게 말했다.

"나갑시다. 이 소굴에서"

남편도 화가 잔뜩 났다.

"그래, 당장 나가자. 이런데 있을 필요 없어."

그는 벌떡 일어나 옷을 갈아 입고 퇴원 준비를 했다.

"잠깐만 나 화장실에 다녀올게."

남편은 화장실에 다녀와 말했다.

"나 뭐 변한 거 없어? 이상한 거 없어?"

그 동안 남편은 휠체어에 앉아 움직이거나 목발을 짚어야 걸었다.

그런데 화가 난 그는 휠체어나 목발 짚고 화장실에 가는 걸 잊어버렸다. 그는 제 발로 걸어 화장실에 다녀왔다.

남편이 소리쳤다.

"휠체어 버려! 목발 버려! 나 혼자 걸을 수 있어. 내 병 내가 고칠 거야."

전쟁이 나면 앉은뱅이도 뜀박질을 한다.

11

승늉의 힘

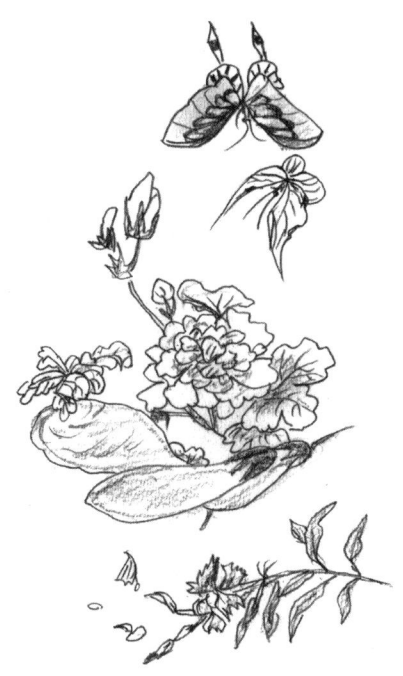

70대 아들이 연락을 했다.

"100세 가까운 모친이 식사는 물론 물도 드시는 걸 힘들어 합니다.

모친은 얼마 전까지 그림을 그리셨는데 지금은 힘이 없어 자꾸 누워 있으려고 합니다. 도움을 주십시요."

숭늉을 보냈다.

"귀리나 현미밥에 진한 숭늉을 말아 50번 이상 씹어 드세요."

"모친이 좋아하시는 농도로 숭늉을 만들어 수시로 물 대신 들도록 하세요."

"숭늉 양치질과 가글을 하도록 하세요."

몇 달이 지났다.

7월부터 숭늉을 꾸준히 드시고 계신 어르신 아들이 문자를 보냈다.

"안녕하세요.

숭늉 꾸준히 잘 챙겨 드시고 계시는 저희 어머니 건강이 근래에 너무 좋아 지셨습니다.

98세를 바라보고 계신 데 검은 머리가 수북하게 새로 나고 석 달 동안 병원도 한 번 안 가실 만큼 잘 지내십니다.

숭늉도 직접 끓여서 항상 곁에 놓고 챙겨 드십니다.
어떤 이유인지 정확히는 모르겠지만 저는 숭늉의 효과를 믿고 싶습니다."

요양원 노인들은 음식은 커녕 물 먹기도 싫어한다.
암환자들이 항암치료, 방사선 치료를 하다 기운이 탈진하면 물도 넘기기 힘든 상황이 온다.
물 먹기를 거부하는 것은 몸 기능이 마비되어 더 이상 물을 소화할 수 없다는 신호다.
죽음 직전의 신호다.

이런 사람들에게 숭늉을 주면 잘 먹는다.
왜 보통 물은 못 먹는 사람들이 숭늉은 잘 먹을 수 있을까?

숭늉은 해독기능이 있다.
환자나 노인들의 소변기능을 돕는다.
소변이 원만하게 나오면 독소도 함께 빠진다.

남자 노인들은 전립선, 여자 노인들은 요실금 증세가 개선
된다.

독소를 배출하면 혈관이 깨끗해진다.

신장기능이 좋아진다.

신진대사가 잘 된다.

우리 몸의 기둥은 신장이다.

신장에서 깨끗하게 걸러낸 혈액이 온 몸으로 흐른다.

간에 깨끗한 피가 공급되면 간 기능이 좋아지고 뇌 혈관
에 깨끗한 피가 공급되면 뇌신경세포가 활성화된다.

신장기능이 제 역할을 하니 검은 머리가 수북이 나오고
아픈 곳이 없어진다.

아프다는 것은 몸 속의 독소가 기의 흐름을 막는 거다.

통하지 않고 막힌 게 통증이다.

깨끗한 혈액을 공급하면 기가 잘 흐르고 통증이 사라진
다.

숭늉은 독소를 배출하고 혈액순환을 돕는다. 숭늉은 살
아있는 생기(生氣)의 원천이다.

☆

숭늉이나 커피나 녹차나 다 식품을 까맣게 태운 '블랙카본'
이다.

그러면 커피나 녹차를 먹어도 되지 않을까?

커피나 녹차에는 카페인이 들어있다. 카페인 부작용은
누구나 안다. 마시는 양의 한계가 있다.

여러 해 숙성한 진창미 쌀로 지은 밥을 로스팅한 '화타숭
늉'은 물 대신 하루종일 먹어도 된다.

말기 신부전증 환자를 제외하면 누구나 도움이 된다. 먹
으면 먹을수록 좋다.

90세 이상 노인들이 증명했으니 더 이상 설명할 필요가
없다.

경험지식인 암묵지(暗默知)가 증명했다.

12

잇몸 통증은 가라

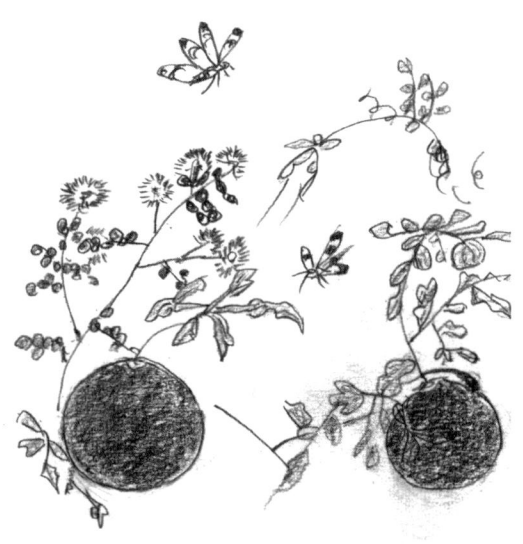

그는 오래전부터 잇몸질환을 앓았다.

치과에 무수히 갔다.

임프런트를 많이 했지만 잇몸이 부실해 자주 **빠졌다.**

날마다 잇몸이 아파 찡그렸다.

미국 대통령 조지 워싱턴은 과묵한 인물로 정평이 있다.

그는 잇몸이 아파 입을 꼭 다물고 필요한 경우에만 말을 했다.

어느 날 아침 그는 잇몸이 유난히 아팠다.

양치질 실험을 했다.

1. 소금물

2. 소주

3. 참기름

4. 숭늉 + 소금

먼저 소금물로 양치를 했다.

여전히 아팠다.

다음 소주로 입을 헹구고 소금물을 썼다.
여전히 아팠다.

그는 참기름 한 술을 입에 물고 5분간 있다가 들이켰다.
통증이 반쯤 사라졌다.

다음 진한 숭늉에 소금 1%를 넣어 수시로 가글을 했다.
통증이 사라졌다.
삼차신경통이 반쯤 줄었다. 잇몸이 살아났다.

잇몸 통증이 사라지자 사타구니가 아팠다.
서혜부 임파선염인 사타구니 가래톳이 생긴 것이다.
그는 서혜부에 참기름을 발랐다.
10분이 지나자 사타구니에 생긴 가래톳이 줄더니 통증이 없어졌다.

통증은 염증반응이다.
항생제는 세균 침투로 생긴 염증을 없애는 약이다.
참기름은 항생제가 나오기 전부터 오랫동안 쓰던 천연 항생제다.

조선시대 (朝鮮時代) 명의 황도연(黃度淵)이 지은 방약합편 (方藥合編)에 참기름을 해설했다.

참기름은 해독기능이 크고 백병(百病)을 물리친다.
진짜 진짜 기름이라 진유(眞油)라 했다.
생참기름을 약용으로 썼다.
혈액순환을 시켜 기(氣)를 통하게 한다.
생참기름을 써야 약효가 있다.

공장에서 나오는 참기름은 염산을 촉매제로 해 볶아서 만든 것이라 볶는 과정에서 참깨의 약용 성분이 손상된다.
우리 조상들은 오래전부터 약용으로는 생참기름을 쓰고 식용으로는 볶은 참기름을 썼다.
대량으로 참기름을 만드는 공장에서는 촉매제를 쓰고 많이 볶아 기름을 추출한다.
식용으로 쓰기에는 별 문제가 없지만 약용으로 쓰려면 생참기름을 써야 한다.

들기름도 마찬가지다.
항생제가 잘 듣는 염증이 있고 생참기름이 잘 듣는 염증이 있다.

각자 알아서 취사선택(取捨選擇)을 해야 한다.

'말을 물가에 끌고 갈 수는 있지만 물을 먹는 것은 말이다.'

더 좋은 게 있다.
다다익선(多多益善)이다.
하루종일 해도 좋다.
그런 게 어디 있냐?
'숭늉 + 소금' 배합액이다.
소금은 0.9%(혈액 염도), 숭늉가루 30%

13

탱크 100대가 지나가는 소리

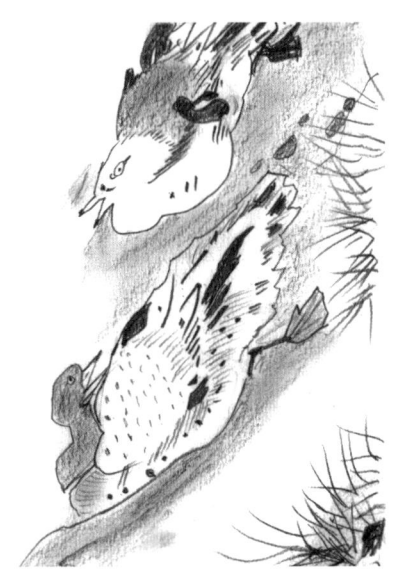

사는 건 다 어렵다.

지옥으로 가는 길은 선의(善意)로 포장이 돼 있다.

삶이란 절망 속에서 추는 춤, 칼날 위에서 추는 춤이다.

끔찍하지만 때론 아름답다. 때론 행복하다.

내가 절망의 삶을 선택하면 삶은 나에게 절망을 주지만 내가 환희의 삶을 선택하면 삶도 나에게 환희를 준다.

내 친지가 지휘하는 공연장에 갔다.

베토벤 교향곡 9번을 연주했다. 4악장 '환희의 송가'가 요란하게 울렸다.

그 웅장한 소리는 환희가 아니라 작곡가가 고통 속에서 부르짖은 절규였다.

귀가 먹는 과정은 이명, 이석, 난청, 귀의 고름 따위의 과정을 거치면서 온다.

고막이나 달팽이관의 이상이 오면 청각신경에 문제가 생긴다.

청각신경에 전달된 소리신호가 뇌신경에 바르게 전달되

어야 우리는 소리를 올바르게 인식한다.

편안한 소리, 위험한 소리를 판별한다.

거꾸로 심한 스트레스를 받으면 뇌신경이 청각신경에 영향을 줘 난청이나 이명이 온다.

귀에서 탱크 100대가 지나가는 소리를 하루종일 들으면서 고생하는 사람들이 많다.

귀에서 통증과 함께 고름도 나온다. 겪어본 사람만 안다.

귀 통증이 얼마나 괴로운지 서서히 이롱(耳聾)이 되는 과정이 얼마나 고통스러운지…

베토벤은 이런 힘든 과정을 오랫동안 겪었다.

그는 괴로움의 절규를 환희의 송가로 표현했다.

그는 절망의 고통을 환희의 송가로 힐링했다.

귀 통증 환자를 치료하다 보니 9번 교향곡이 예사롭지 않게 들렸다.

환희의 송가는 고통의 산물이었다.

베토벤의 힐링이었다.

☆

이명은 예풍혈(翳風穴), 청궁혈(聽宮穴)을 자극하면서 '아'
와 '옴' 소리를 내면 효과가 있다.

가볍게 발끝치기를 하면서 출장식 호흡을 한다. 호흡할
때 '아' 소리와 '옴' 소리를 번갈아 가면서 한다.
20분을 기본으로 하루 3차례 하면 큰 도움이 된다.

14

낡지 않고 늙어가기

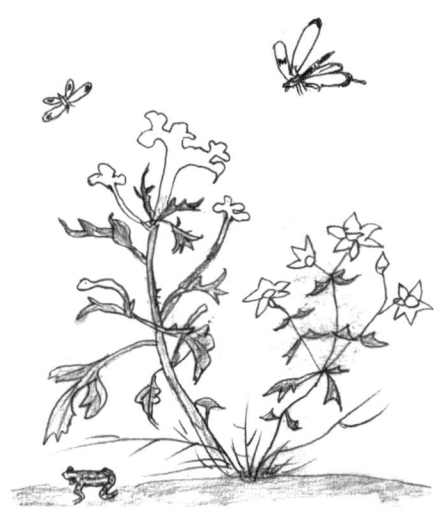

건강정보가 날마다 산더미처럼 나온다.
너무 정보가 많아 혼란스럽다.
바다에서 화재를 만나 죽을 판이다.

"건강을 유지하려면 먹고 싶지 않은 걸 먹고 마시고 싶지 않은 걸 마시고 하고 싶지 않을 걸 하면 된다."

　　　　　　　　　　　　　　　　　　　　　　－ 마크 트웨인

　먹고 싶은 걸 먹지 않고, 마시고 싶은 걸 마시지 않고, 피고 싶은 걸 피지 않고, 하고 싶은 걸 하지 말라는 말이다.
　그러니까 술 담배 안 하고 먹고 싶은 음식을 피하고 부귀와 영화를 개똥으로 여기면 건강하다는 논리다.

　그가 육순이 됐을 때 처음으로 암세포가 발견되었다.
　마크 트웨인(Mark Twain)의 말을 하느님 말씀으로 여기고 실천했다.
　운동 하기 싫을 때 운동 하고 교회 가기 싫을 때 교회에 갔다.
　온갖 욕을 먹으면서 모은 재산을 죽을 때까지 움켜쥐고

싫었지만 세상에 절반쯤 내놓았다.

암세포가 사라졌다.
5년 후 다시 암이 왔다
또 트웨인 말대로 했다.
남은 재산을 세상에 돌려줬다.

그는 암을 물리치고 건강을 찾았지만 빈털터리 노인이 되었다.
한 때 개인소득 상위에 올랐던 그는 죽기 싫어서, 오래 살고 싶어서 청빈(淸貧)을 실천했다.
주위에서 성자가 나왔다고 했다.
"웃기지 마라. 내가 편해서 한 일이다. 나 좋다고 한 거다."

그는 낡지 않고 늙은 노인이 되었다.
잠자리에서 눈을 뜨면 '좌우명'을 10번씩 외쳤다.
"오늘은 내 인생의 마지막 날이다."

마크 트웨인의 말은 얼마나 맞을까?
사실의 진실, 우리는 세상을 올바로 이해하지 못한다.

"우리는 침팬지보다 못하다.

세상을 이해하기 위한 13가지 문제에서 인간의 평균 정답률은 13%, 침팬지는 30%였다.

우리는 왜 침팬지보다 못한가?

똑똑하고 현명한 사람일수록 실상을 정확히 모른다.

'느낌'을 '사실'로 인식하는 인간의 비합리적인 본능으로 판단을 한다."

　　　　　　　　　　　　　　　　　　　　　　　　- 한스 로스링의 '팩트풀니스'에서

15

사는 게 뭐라고

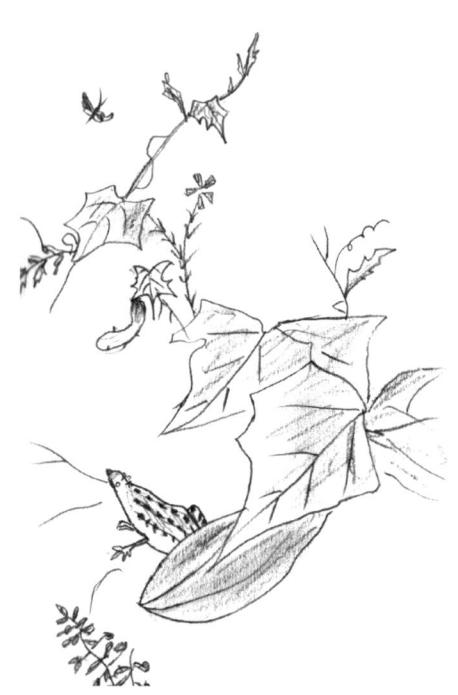

한 남자가 큰 돈을 벌기 위해 체코의 어느 마을을 떠났다.

25년 후, 그는 부자가 되어 아내와 아이를 데리고 돌아왔다.

그의 어머니와 여동생은 그가 태어난 마을에서 여인숙을 운영하고 있었다.

그는 그들을 놀래주려고 아내와 아이를 다른 여관에 남겨두고 그의 어머니 집으로 갔다.

어머니는 그가 들어갔을 때 그를 알아보지 못했다.

여동생도 마찬가지였다.

그는 장난삼아 방을 하나 잡아놓고 가진 돈을 보여주었다. 엄청난 현금다발을 보자 그들은 눈이 똥그래졌다.

그리고 늦은 한밤중에 그의 어머니와 여동생은 돈을 훔치려고 그를 망치로 때려 죽였다.

그의 시체는 강물에 던져 버렸다.

다음 날 아침 아내가 찾아와 여행자의 신분을 밝혔다.

그의 어머니는 목을 매 죽었다.
그 여동생은 우물에 몸을 던졌다.
한편으로는 있을 수 없는 이야기지만 다른 한편으로는
자연스러운 이야기였다.

－ 이방인에서

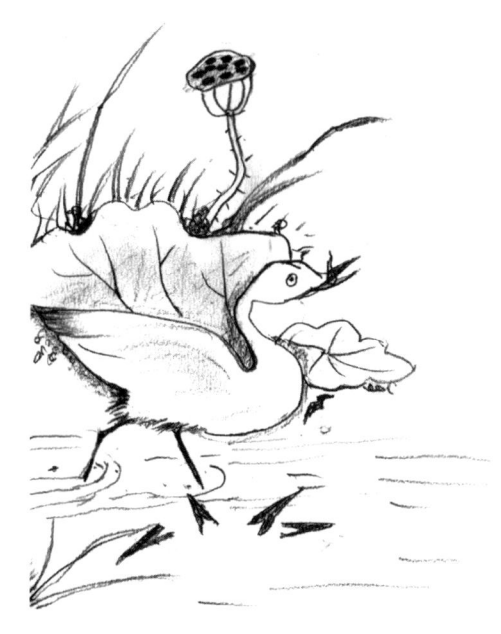

16

이태백이 그냥 나온 게 아니야

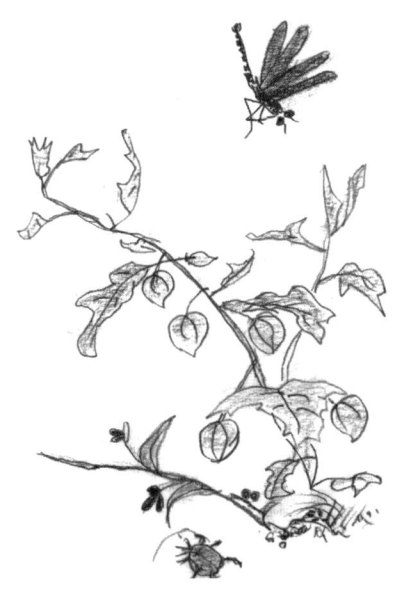

인생은 태평양에 뜬 작은 배다.
작은 풍랑도 만나고 큰 태풍도 닥친다.
항상 어려움 속에서 항해한다.
잔잔한 바다에 별안간 큰 파도가 몰려온다.

'인생길의 어려움이여! 어려움이여!
수많은 갈림길에서
나는 지금 어디에 있는가?
큰 바람이 물결을 깨치는 날이
반드시 오리니
구름 같은 돛을 곧장 펴고
드넓은 큰 바다를 넘어가리라.'

인생의 어려움을 적은 이태백의 '행로난'이다.

어릴 때부터 신동 소리를 듣던 이태백은 과거시험을 볼 때마다 떨어졌다.
42살이 될 때까지 백수생활을 했다.

그는 고통을 '행로난'같은 시로 극복했다.

힐링을 한 것이다.

고통이 없으면 이태백이라는 큰 시인은 없었다.

당나라 시인 이백은 과거시험에 떨어져 거지나 다름없는 방랑생활을 했다.

방랑시인 김삿갓처럼 여기저기 떠 돌아다녔다.

당 현종의 며느리 겸 마누라인 양귀비를 배꽃처럼 아름답다는 시를 써 올려도 취직이 안됐다.

"세상은 능력대로 되는 게 아니야.

100m 달리기처럼 잘 달리는 사람이 1등 하는 게 아니야. 다 기회가 있고 때가 있어.

어려움이 닥치면 '면역력을 기르는 기회를 하늘이 줬구나.' 이렇게 생각하고 열심히 살다 보면 일이 숙달 되고 일이 숙달되면 재미가 생기고 사는 게 즐겁게 돼.

세상에는 수만 갈래 길이 있어.

내 길을 가는 거야.

내가 가면 길이야."

17

안 아픈 곳이 없는 사람들

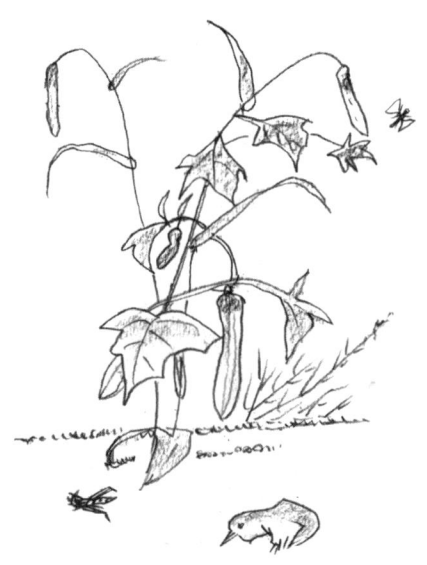

수십 군데가 아픈 사람들, 저혈압으로 고통받는 사람들에게!

중완(中脘)을 살려라!

이곳을 살리면 정상혈압이 된다. 건강한 몸이 된다.

중국에서는 중원을 제패한 나라가 중국의 주인이 된다.

인체에서는 중완을 잘 다스린 사람이 건강을 유지한다.

어느 60대 부인이 하소연을 했다.

그는 유명한 화가다.

"저는 요즘 늘 얻어맞은 것 같고 머리 아프고 힘이 빠져서 뒤뚱거리는 게 파킨슨병 아니겠지요?

죽을 병에 걸렸지요? 곧 죽을 것 같아요. 에구~~"

부귀와 영화를 누리며 이 풍진 세상에서 최상위 0.1%에 사는 유명한 화가의 넋두리다.

그는 활발하게 세상을 휘젓고 사는 여장부다.

겉보기에는 대단해 보여도 조금만 깊이 들여다보면 사람 사는 게 왕후장상이나 노숙인이나 별 차이가 없다.

나폴레옹이나 나폴레옹의 말고삐를 잡고 있는 자나 그게 그거다.

석가모니가 추구했다.
'생로병사'를 넘어선 세상
이 사슬을 끊다니…
아무나 되는 게 아니다.
석가모니도 해결을 못 했다.

60대는 '생로병사' 4단계의 3.0 지점에 있다.
모두 다 아프고 죽음의 입구에 있다.

어느 시골 할머니의 말이 지금도 쟁쟁하다.
하도 몸이 아프니까 새벽에 침을 맞으러 왔다.
지금은 진통제 몇 개 먹고 사는 시대가 됐지만 침을 맞으며 넋두리를 했다.

"아들은 죽고 며느리는 집 나가고 어린 손자들 때문에 죽을 수도 없고 눈이 잘 안 보여 밭두렁에 넘어지고 밀치고 하다 보면 날이 밝아와.
햇살이 따듯하게 비치고 일을 하다 보면 눈도 밝아지고

100군데 이상 아프던 곳이 사라져…"

화가는 정밀검사를 해도 이상이 없었다.

VIP 검사는 수천만 원이 드는 만큼 철저한 검사를 한다.

그는 약간 낮은 저혈압, 약간 나쁜 신장기능, 선천성 B형 간염이 있지만 음성으로 나온다.

간에 약간의 기포가 있지만 치료할 정도는 아니다.

산 후 하혈을 많이 해 수혈을 했다.

C형 간염이 왔지만 새로운 치료약으로 항체가 생겼다.

약간의 당뇨가 있지만 음식 조심만 하면 된다.

무거운 물건을 들면 허리가 아프고 오래 서 있으면 엉치뼈, 고관절이 아프다.

오래 앉아 있어도 마찬가지로 아프다.

이런 증세가 없는 노인은 없다.

만성 두통으로 고생하는데 약을 먹어도 소용없다.

이런 건 정밀검사에 안 나온다.

산골 할머니처럼 밭두렁에 엎어지고 메치다 보면 사라지는 노인 현상이다.

그러니 병이라면 병이고 아니라면 아니다.

정밀기계는 이런 건 병이 아니라고 처방을 내린다.

아무라 아파도 움직이다 보면 아픈 곳을 잊고 새로운 하루를 산다.

죽는 건 누구나 공평하게 오는 거니까 생각할 필요가 없다.

아픈 건 누구나 아픈 거니까 그러려니 하고 살아야지.

아무리 아파도 시간이 지나면 내성이 생긴다.

아무리 힘들어도 시간이 지나면 견딜만하다.

그래서 6·25 전쟁에서도 살아남고 임진란에도, 병자호란에도 살아남는 거다.

몽고군들이 39년간 한반도에서 분탕질을 했어도 우리는 견뎠다.

몽고놈들, 왜놈들, 떼놈들이 부녀자들을 그렇게 괴롭혔어도 자살하는 여인은 찾기 어려웠다.

아파도 참고 괴롭혀도 참고 힘들어도 참으면서 그냥 사는 거다.

화가의 많은 병은 저혈압에서 시작됐다.
저혈압은 현대의학이 속수무책이다.
자다가 조용히 죽는 사람이 많다.

현대의학 치료로 고혈압은 혈관을 묽게 하는 약으로 처리하지만 심장이 펌프질을 약하게 해 생기는 저혈압은 멀뚱멀뚱 쳐다만 본다.
'영양섭취를 잘하고 적절한 운동을 하고 비타민 A, B, C, D를 알맞게 먹고…'
하나 마나 한 소리뿐이다.
강 건너 불이다.

미국 병원에서 저혈압 처방을 내렸다.
'영양섭취를 잘하고 스트레스를 피하고 알맞은 운동을 하고 잠을 잘 자고…'
한마디로 '돈 많이 벌면 부자 된다.'거나 '수명이 길면 오래 산다.'는 말과 같다.

화가는 소음인 체질이다.
동의수세보원(東醫壽世保元)에 저혈압 노인을 위한 명처방이 있다.

소음인 보중익기탕이다.

약 한 첩에 인삼, 황기가 각각 12g이 들어가는 처방이다.

이 처방에 좋은 녹용을 12g 추가하면 주마가편이다.

그는 이 소음인 보중익기탕을 몇 달 먹자 기운이 나서 먼 곳으로 전시전 여행도 하고 운동을 할 수 있었다.

일단 이렇게 움직이면 물레방아 돌 듯 몸에 활력이 생긴다.

여기저기 아픈 것은 다 무시하며 지낼 수 있다.

병은 수십 가지, 수백 가지지만 치료 방법은 하나다.

보중익기탕은 "밥 잘 먹고 힘 생기면 만병통치다."는 중국의 명의 이동원의 처방이다.

밥심으로 산다는 말이다.

금원시대의 의학자 이동원은 원나라가 금나라를 쳐들어와 수백만 명이 죽는 것을 목격했다.

이들은 영양실조와 심한 노동으로 죽었다.

이동원은 '사람의 몸은 위장의 기운을 근본으로 삼는다.'라는 신념으로 일명 '의왕탕'이라는 '보중익기탕'을 발명했다.

한의학 경락이론은 위장을 중완(中脘)이라 부른다.
가운데 중(中), 주머니 완(脘)
오장육부의 모든 기능인 12 경락이 모이는 곳이 중완이다.
중완이 편안하면 오장육부가 다 편안하다는 논리다.
따라서 중완에는 줄기세포가 많다.
중국에서는 중완에서 추출한 줄기세포를 임상에 이용하고 있다.

이동원의 보중익기탕을 우리의 신의, 이제마 선생이 체질에 맞게 보완한 처방이 소음인 보중익기탕이다.
부인의 무수히 많은 병은 이 처방 하나로 해결됐다.

인간의 유전자는 30억 쌍이다. 그러니까 60억 명이 다 다른 체질이다.
그런데 이제마 선생의 체질론은 이 유전자 이론을 뛰어넘는 천재의 학설이다.

이제마의 사상의학은 히포크라테스보다 낫고 화타나 편

작과 견줄 만하다.

60대 여인이 밥 잘 먹고 여행 잘 다니고 운동 잘하면 더 바랄 게 없다.
문제가 많을수록 해결책은 단순한 데 있다.

궁금한 게 있다.
최근에 나타난 학설인 줄기세포의 이론을 이동원이 알았을까?

이미 고서에 임신 후 몇 주가 지나야 남자와 여자가 결정된다는 줄기세포의 원리가 있었으니 그가 그 세포의 정체를 알았을 것이다.

수정 순간에 암수가 결정된다는 견해도 있다.
악어나 거북이는 모래 속에 알을 낳는다.
암놈과 수놈의 결정은 외부 환경, 특히 온도에 의해 결정된다.

2만 년을 사는 나무가 있다.
2만 년 동안 이 나무는 어떻게 살았을까?

그는 필요에 따라 무성생식도 하고 유성생식도 하며 버텨왔다.

그는 나쁜 환경에도 '불구하고' 오래 사는 게 아니라 나쁜 환경 '덕분에' 오래 살고 있다.

18

인생의 승자

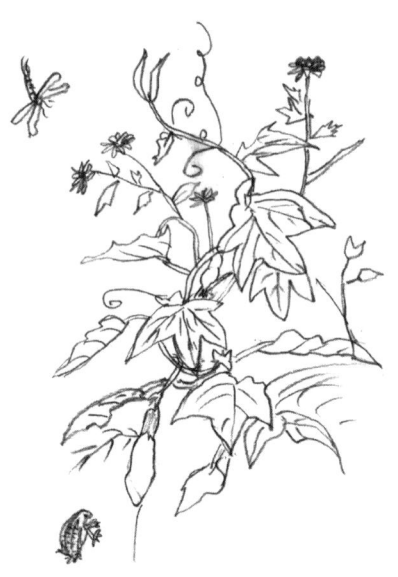

굶어 죽을 뻔한 체험이 있는 사람은 죽겠다는 생각, 힘들다는 생각, 어렵다는 생각을 안 한다.

아무리 어렵고 힘들어도 먹을 게 없어 굶어 죽는 사람보다 더 힘든 건 없다.

아무리 아픈 사람도 먹을 게 없어 굶어 죽는 사람보다 훨씬 덜 괴롭다.

사는 건 '전우의 시체를 넘고 넘어 앞으로 앞으로!'다.

시체들을 넘으면서 아직 살아있는 게 고마운 사람이 있고 시체를 보며 '아이구! 나도 죽는구나.'하며 절망에 빠지는 사람이 있다.

다 선택의 문제다.

다 관점의 문제다.

그는 환갑 문턱에서 간경화 말기 진단을 받았다.

그동안 간에는 전혀 문제가 없었는데 심한 스트레스를 받자 기관지천식, 신부전증과 함께 이런 진단을 받았다.

6개월, 길어야 1년 남은 인생이 되었다.

지난 세월을 반추했다.

화려한 학벌과 경력, 재산을 쌓느라 별별 짓을 다했다.

이것들은 그가 고통을 벗어나는데 아무 도움이 안 되었다.

남은 건 '얼마 못 살 거라는 의사의 소견'과 '병투성이 몸뚱이' 뿐이었다.

그는 병의 원인을 분석했다.

과도한 학벌, 과도한 경력, 과도한 재산이 큰 몫을 했다.

큰 재산을 모았다.

그의 사전에 불가능은 없었다.

시원찮은 학벌, 시원찮은 경력, 시원찮은 재산을 가진 자는 다 무능한 인간으로 여겼다.

'노력하면 안 되는 게 없다.'라고 확신했다.

"도대체 왜 이딴 것을 만드느라 인생을 낭비했지?"

그가 쓰레기들을 버리자 새 삶이 보였다.

그리고 새 삶을 찾았다.

의사의 소견은 과학적 견해로 과학은 대부분 맞지만 다 맞는 거 아니다.

그는 인생의 승자가 뭔지 찾아 보았다.

해탈의 경지, 참선의 경지, 도인의 경지. 이 경지는 '절대고독'상태다.

고독은 외롭지만 절대고독은 외롭지 않다.

사람은 많은 사람들 속에서 그들과 비교하며 우쭐대거나 속상해 하지만 절대고독은 자유다.

인간과 경쟁하던 것을 자연과 소통하는 게 해탈이고 참선이다.

다 건강하게 오래오래 사는 방법이다.

건강하게 오래 사는 게 인생의 승자다.

'아무리 늦어도 늦은 게 아니다.'

'내일 지구가 망해도 오늘은 기분 좋게 살자.'

그가 이런 마음을 먹고 해탈의 삶, 참선의 삶, 도인의 삶을 실천하자 죽음이 멀어졌다.

20여 년이 지났다.

77세인 희수(喜壽) 때 백두대간 종주를 했다.

88세인 미수(米壽) 때 다시 할 예정이다.

19

'작은 지혜', '큰 지혜'

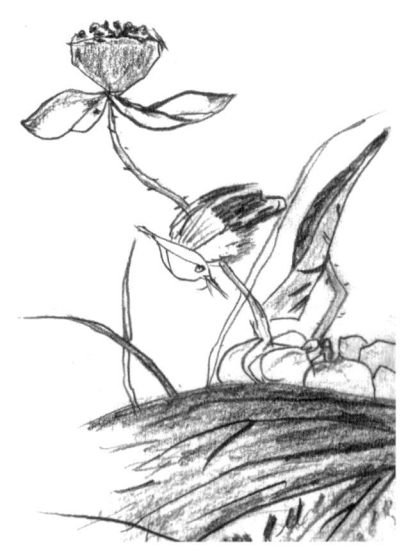

고전 '장자' 를 쓴 김정탁 교수가 말했다.

"장자의 키워드는 '화리(和理)'다.

조화로울 화和, 이치 이理

전체의 균형을 말한다.

대척점에 '합리(合理)'가 있다.

합할 합合, 이치 이理.

이치에 맞는 것을 말한다.

화리는 '큰 지혜', 합리는 '작은 지혜'다.

화리는 자연과 우주가 대변한다.

태풍, 지진, 폭풍이 어울려 지구의 균형을 이룬다.

이게 '큰 지혜'다.

그런데 태풍 하나만 보거나 지진 하나만 보는 것.

이게 '작은 지혜'다."

논리의 잣대로 세상을 보면 맹점이 생긴다.

'맥락'의 결여가 생긴다. 맥락에 흉년이 들면 우리 조직,
우리 가족 그리고 나만 생각한다.

나 뿐인 사람이 된다. 독불장군이 된다.

천상천하유아독존(天上天下唯我獨尊)

이게 잘못되면 영어로 'Man first'가 된다.

나 뿐인 사람을 나쁜 사람이라고 한다.

나쁜 놈이다. 개만도 못한 놈이다.

나쁜 놈들이 세상을 어지럽게 한다.

나는 상대방과 이웃과 사회와 연결돼 있다.

홀로 존재하지 않는다.

거기에는 관계가 있고 맥락이 있다.

그런데 합리에 매몰되면 맥락을 다 잘라버리고 단면속에서 논리와 개념으로 세상을 본다.

인체를 '작은 지혜'로 판단하면 착오가 생긴다.

머리가 아프다고 두통약을, 소화가 안된다고 소화제를, 마음이 심란하다고 우울증 약을 먹는 것은 '작은 지혜'다.

인체도 우주다. 작은 우주다.

큰 지혜가 필요하다.

무수히 많은 불치병 약이 개발되지만 불치병 환자는 줄어들지 않는다.

인체를 조각조각 내서, 난도질을 해 병을 고치기 때문이다.

큰 지혜가 필요한 곳에 작은 지혜를 들이댄 탓이다.

소 잡을 때는 소 잡는 칼이 필요하다.
닭 잡는 칼로 소를 잡다니…

칼라하리 사막에는 소수민족 부시맨들이 산다.
그들은 배고픔을 리틀 헝거(Little Hunger), 그레이트 헝거
(Great Hunger)로 나누었다.
리틀 헝거는 진짜 먹을 게 문제인 배고픔, 그레이트 헝거
는 지혜의 목마름을 말한다.

영화 '버닝'에서 여주인공 해미가 말한다.
"너 그거 알아! 아프리카 칼라하리 사막에 사는 부시맨.
부시맨들은 두 종류의 굶주린 자가 있대.
굶주린 자. 영어로 헝거.
리틀 헝거와 그레이트 헝거.

리틀 헝거는 그냥 배가 고픈 사람이고 그레이트 헝거는
삶의 의미에 굶주린 사람이래.
왜 사는지 인생에 어떤 의미가 있는지 그런 거를 늘 알려
는 사람. 그런 사람이 진짜 배가 고픈 사람이라고 그레이
트 헝거라고 부른대."

20

곰배령과 산신령

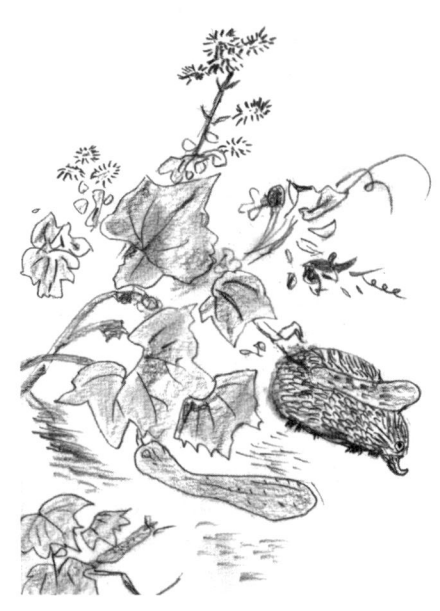

하늘에는 기와 한 장 올릴 지붕이 없고 땅에는 송곳 한 개 꽂은 터가 없이 대대로 살아가는 삶.

40대 청년, 태수는 대대로 점봉산자락에서 살았다.
열심히 살았지만 소작농에서 헤어나지 못했다.

태수가 12살 때 아버지가 돌아가셨다.
어린 동생이 3명이나 있었다.
어머니가 생활력이 강해 태수네 4남매를 돌보았다.
산에 가 나물, 약초 캐고, 틈틈이 동네 밭일에 품을 팔고
그러나 태수를 중학교에 보낼 형편은 안됐다.

그는 신문배달, 구두닦이, 중국집 배달 등 돈 되는 일을 닥치는 대로 했다.
틈틈이 공부를 해 고등학교 검정시험, 대학 검정시험에 합격했다. 방송통신대학교도 졸업했다.
동네에서는 수재가 나왔다고 환호했다.

그 지역은 교통이 나빠 대부분의 주민은 초등학교 분교

를 나온 게 학력의 전부였다.

그는 서울로 올라와 여러 가지 일을 했다.

군대에 갔다.

특전사에 있었다.

제대 후 작은 회사 영업부에 취직했다.

휴일도 없이 일년 내내 일했다.

저녁마다 거래처 사람들과 술을 마셨다.

실적이 뛰어났다.

빨리 진급이 되었다.

8년 만에 부장이 되었다.

결혼을 하고 아이 하나를 낳았다.

어느 날, 술이 만취돼 집에 왔다.

구토를 하며 많은 피가 샘솟듯 나왔다.

119구급차를 타고 병원 응급실에 갔다.

간경화에 식도 정맥이 터졌다.

수술을 하고 병실에 입원했다.

간경화는 별다른 치료법이 없다고 했다.

병원에 누워 있으니 별별 생각이 들었다.

이제는 어머니와 아내와 애들에게 잘 할 수 있는데…

병상에 누워 하루종일 주사약만 맞고 입에 맞지도 않는 맛도 없는 음식을 계속 먹는 것은 고문이나 다름없었다.

아무리 영양식이라도 먹어 소화가 되고 기분이 좋고 기운이 나야 하는데 먹는 사람 생각은 안 하고 하루 단백질 얼마, 탄수화물 얼마 등으로 식단이 만들어지니 소화가 될 리 없었다.

사육되는 가축과 같았다.

술을 많이 마시고 속이 쓰릴 때, 한국인은 해장국을 먹지만 미국이나 유럽인들은 기름이 듬뿍 든 피자나 햄버거를 먹는다.

해장국 대신 피자를 먹는 사람들이 만든 게 병원 영양식단 아닌가?

소화도 안되는 음식물만 꾸역꾸역 배속에 집어넣는 게 마치 청소부가 청소차에 쓰레기를 집어 넣는 것 같았다.

이렇게 먹으면 죽지 않는 게 이상하다.

누가 말했다.
"누우면 죽고 걸으면 산다."

누울 힘도 없는 데 걸으라니 미친 놈의 귀신 씨나락 까

먹는 소리가 아닌가?

며칠이 지났다.
'누우면 죽고 걸으면 산다'더 다시 생각났다.
다시 책을 읽었다. 두 번 세 번 읽었다.
그렇구나! 이렇게 누워 있으면 백발백중 죽겠구나. 반드시 죽겠구나.

인간은 영하 50도에도 살고 영상 50도에도 사는 지구상에서 제일 강한 생명체가 아닌가?
폭탄이 퍼붓는 속에서도 살아남는 게 인간이 아닌가?
히틀러가 런던 한복판에 비행기를 보내 폭탄을 잔뜩 터뜨리면 평균 2명이 죽었다는데 태수는 이 생각 저 생각으로 밤을 뜬 눈으로 보냈다.

다시 책을 보았다.
인간은 기계가 아니다.
내 신념이 나를 살린다.
내 의지가 나를 살린다.
내 의지, 내 신념이 바로 서야 음식, 약 따위가 나에게 도움을 줄 수 있다.

누워서 살려 달라고 하느님에게 기도를 하고 의사에게, 병원에게만 매달리는 게 과연 현명한 짓인가?

배고프면 밥을 먹어야지 기도를 열심히 한다고 배가 부를 리 없다.

그는 의료진에게 물었다.

"여기 입원해 있으면 살 수 있나요?"

의사는 여러 가지 변수에 대해 태수가 알아먹지 못할 전문용어를 써 가며 설명했다.

영업에 도가 튼 태수는 한 번에 상황을 눈치챘다.

뭐든지 설명이 복잡하고 어려우면

"난 아는 게 없어요."

" 난 전혀 몰라요." 하는 소리나 같다.

그는 퇴원을 했다.

아내가 근심스런 얼굴로 그를 보았다.

그는 고향으로 갔다.

고향에서는 서울에서 출세한 수재 태수가 왔다고 좋아했다.

그를 찾아온 친지들은 그의 몰골을 보고 수근거렸다.

" 뭔 죽을 병에 걸렸나 봐."

"전염병은 아닐까?"

늙은 어머니만 그에게 희망을 주었다.

어머니는 글을 읽지도 쓰지도 못하는 문맹이었다.

그러나 객지 생활로 인간을 보는 안목이 생긴 태수는 어머니가 율곡의 어머니 신사임당보다 더 위대했다.

"예전에 점을 잘 치는 용한 스님이 여기에 머문 적이 있었어.

네가 10살 때였지. 네가 30대에 죽을 병에 걸렸다가 다시 산다고 했어.

걱정 마라. 그 스님은 틀린 적이 없어."

태수는 어머니 말에 기운이 났다.

어머니가 계속 말을 이었다.

"죽는 것도 팔자에 없으면 못 죽어. 그 스님은 멀쩡한 네 아비에게 물을 조심하라고 했어. 산골에 무슨 물이 있다고 …

2년 후 큰 장마가 왔어.

네 아비는 불어난 계곡에 빠져 사라졌어.

흙더미에 묻혀 시체도 못 찾았지."

태수는 침낭과 먹을 양식을 메고 곰배령 초막으로 올라갔다.

곰배령에는 약초가 지천으로 있어 약초, 나물을 뜯는 사람들이 봄부터 가을까지 장터처럼 붐볐다.

그들은 산에 초막을 짓고 나물을 삶았다.

예전에, 비닐이 나오기 전에는 미국 듀퐁사가 나일론을 발명하기 전에는 약초꾼들은 산 중턱에 구들을 놓고 나뭇가지로 벽을 만들고 굴피로 지붕을 덮은 초막에서 지냈다.

지금은 구들 위에 비닐집을 짓고 잠을 자며 큰 솥을 걸어 나물을 삶았다.

생나물 열 근을 말리면 한 근이 나온다. 말린 나물은 운반하기도, 저장하기도 좋다.

나물의 질이 좋고 가격이 비쌀 때는 생나물을 가지고 내려간다.

할머니들은 잘 걷지는 못해도 20여kg의 나물을 지고 곰배령에서 귀둔리까지 내려갔다.

노인들은 일단 앉으면 일어 날 힘이 없어 서서 쉬다가 내려갔다.

돌을 지고 가라면 할 수 없는 것을 돈이 걸리니 괴력이 생졌다.

태수는 비어있는 약초 초막을 거처로 삼았다.

그는 완전히 병이 없어질 때까지 산에서 나가지도 수염이나 머리도 깍지 않고 그대로 놔 두기로 했다.

거울이 없고 주위에 사람이 없으니 세수할 필요도 없었다.

곰배령은 백두대간의 길목이다.

향로봉에서 시작해 진부령을 지나 한계령, 점봉산, 곰배령을 지나 구룡령으로 이어지는 게 백두대간 능선이다.

곰배령은 해발 1,164m의 고개로 영동지역과 영서지역을 가르는 분기점에 있다.

향로봉은 군부대가 있어 일반인은 출입금지다.

진부령에서 백두대간 종주를 시작한다.

태수는 4월 초, 곰배령에 올라갔다.

이곳은 아직 눈이 많이 남아 있었다.

아무리 추워도 구들을 뜨겁게 달구면 숙면을 취할 수 있다. 숙면은 환자의 제일 좋은 보약이다.

아무리 죽을 병에 걸려도 잠만 잘 자면 절반은 나은 거다.

눈 속에서 얼러지가 새 순을 내밀고 있었다.

어려서 산속을 다니며 약초를 캔 태수는 산나물과 약초 지식이 많았다.

그는 얼러지를 따 된장을 풀고 국을 끓였다. 국물 한 숟가락을 먹자 속이 뒤틀리고 아팠다.

다 토했다.

마침 동네 할머니가 올라와 태수를 봤다.

"이놈아! 촌것들은 그냥 삶아 먹어도 별 탈 없지만 도시물을 먹은 놈들, 특히 너처럼 아픈 놈은 그냥 먹으면 죽어. 얼러지를 폭 삶아 독을 빼고 찬물에 한창 우려낸 후 삶아 먹든가, 끓여 먹던가 해야 돼."

태수는 눈에 띄는 얼러지를 모두 따다가 할머니가 시키는 대로 독을 없애고 된장에 찍어 먹었다.

그리고 서리태, 현미, 통밀, 표고, 산약을 넣어 만든 밥을 오래오래 씹어 먹었다.

어느 날 토끼 발자국을 발견했다.

그는 동네에서 전깃줄을 가져와 토끼 길목에 올가미를 놓았다.

모든 동물은 다 제가 좋아하는 길로 다닌다.

올가미를 백여 개 설치하자 하루 한 마리 꼴로 토끼가 잡혔다. 백여 개의 올가미를 하루 두 차례 보러 다니면서 얼러지를 땄다.

태수는 해 뜰 때부터 해질 때까지 쉴 틈이 없었다.

저녁에 구들에 불을 때고 떡 같은 밥을 한 주먹 먹고 얼러지 나물을 한대접 먹고 깊은 잠에 빠졌다.

무서울 틈이 없었다.

그는 토끼를 폭 고아 그 국물을 먹었다.

산토끼는 집토끼와 달라 뼈가 억세고 살이 별로 없다. 그러나 그 국물맛은 집토끼보다 훨씬 좋았다.

눈이 녹았다.

많은 산나물이 경쟁하듯 쏟아져 올라왔다.

동네 사람들이 올라와 나물을 뜯고, 삶았다.

곰취, 나물취, 미역취, 참나물, 동이나물, 용담초, 우산나물, 현호색, 천남성, 산당귀, 피나물, 관중, 족도리풀…

태수도 닥치는 대로 나물을 뜯고, 삶고 말렸다. 칡꽃도 따 말렸다.

처서가 지나자 용담초, 현호색, 천남성, 산당귀, 관중, 족도리풀의 뿌리를 캐 말렸다.
이 중에서 칡꽃, 현호색, 산당귀, 족도리풀, 천남성은 태수가 먹고 남은 것은 할머니들을 주었다.
자기가 환자인지 아닌지 생각할 틈이 없었다.

그는 곰배령에서 점봉산을 넘어 한계령까지 다니면서 약초를 캤다. 그는 한계령을 넘어가는 무수한 차량을 보면서 과거를 회상했다.

한계령은 예전에 오색령이라 했다.
인제군 한계리에 주둔하던 군인들이 오솔길인 이 길을 자동차 길로 만들고 한계령이라 이름을 붙였다.
당시 부대장은 대통령인 박정희와 경호실장인 차지철에게 "이 버러지 같은 새끼들아!" 하고 총을 쏜 김재규였다.

태수는 한계령을 보자 가수 양희은이 부른 노래 '한계령'이 입에서 흘러 나왔다.

저 산은 내게 우지마라 우지마라 하고
발아래 젖은 계곡 첩첩산중

저 산은 내게 잊으라 잊어버리라 하고
내 가슴을 쓸어내리네.

아, 그러나 한줄기 바람처럼 살다가고파
이산 저산 눈물 구름 몰고 다니는 떠도는 바람처럼

저 산은 내게 내려가라 내려가라 하네
지친 내 어깨를 떠미네

태수는 어느 날 깜짝 놀랐다.
자기는 불치병에 걸린 환자 아닌가?
간경화는 고칠 수 없다고 의사가 말했다.
그런데 야생동물처럼 하루 종일 곰배령, 점봉산, 한계령
을 다녀도 조금도 피곤한 줄 모르는데 무슨 놈의 죽을 병
환자라는 말인가?

어느 눈이 내리는 날,
이곳은 10월 중순에도 눈이 내렸다.

그는 도시에 있는 대학병원에 가 간에 대한 정밀검사를 받았다.

의사는 그의 모습을 보고 두 번 놀랬다.
반년간 수염과 머리를 기른 산신령같은 모습에 놀라고 그리고 그가 간경화로 식도정맥이 터져 죽을 뻔한 환자였다는 사실에 놀랐다.
의사는 이상한 눈빛을 하더니 입을 열었다.
"간이 정상입니다."

세월이 변했다.
TV에 곰배령 점봉산 나물과 약초가 여러 번 방영되었다.
날마다 관광버스들이 수십 대, 수백 대씩 몰려왔다
수많은 도시 사람들이 곰배령, 점봉산의 나물과 약초를 뒤졌다.

3년이 지나자 산에는 나물과 약초의 씨가 말라버렸다.
살인 메뚜기 떼들이 지나간 것과 같았다.
그나마 산림 유전자원 보호구역 여섯 곳 가운데 곰배령과 점봉산이 포함돼 다행이다.
다 거덜 나기는 했지만…

21

사랑의 묘약(妙藥)

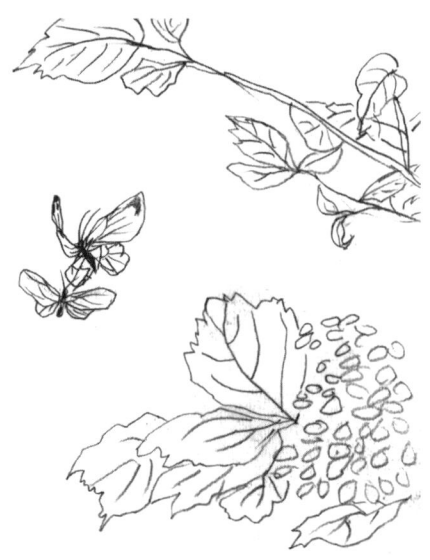

세상에서 가장 끈적거리지 않는 액체는 무엇일까?

세상에서 가장 끈적거리지 않는 기체는 무엇일까?

별안간 웬 액체, 기체 타령인가?

내가 너무 자꾸 섹스 섹스 하니까 품위가 떨어진다는 사람이 있다.

어쩌면 맞고 어쩌면 틀린다.

섹스는 건강의 핵심이다.

이게 없으면 지구에는 동물이 사라진다.

멋진 섹스와 건강한 섹스는 우리가 만수무강(萬壽無疆)하고 무병장수(無病長壽)하는데 큰 도움이 된다.

더 중요한 것은 강력한 항암제가 듣지 않는 환자가 사랑이 가득한 섹스로 기적을 일으키는 경우가 종종 있다는 사실이다.

말기암 환자라고 다 누워있는 게 아니다.

"안 죽는 사람 있나?" 하면서 죽는 날까지 자리에서 일어나 걷고 먹고 움직이는 사람도 많다.

옥시토신(Oxytocin)은 엄마가 아기에게 젖을 먹일 때나 여자가 오르가슴에 도달했을 때 느낄 수 있는 귀한 행복물질이다.

이런 사람에게 행복물질인 옥시토신이 자주 분비되면 림프절이 제 역할을 하고 면역력이 커지면서 암세포를 물리친다.

말기 암환자가 멀쩡하게 되면 기적이 일어났다고 주위에서 설레발을 친다.

본인도 덩달아 우쭐대다가는 도로 망가지는 수가 많다.

옥시토신과 질 속 분비물은 묘한 생명 공동체다.

질(膣) 속 분비물에는 유체역학상 특수한 성분이 있다.

유체역학은 액체와 기체를 연구하는 학문이다.

유체역학에서 점성계수(粘性係數)는 유체(流體)가 가진 점성의 크기를 나타내는 상수로 액체나 기체가 얼마나 끈적거리는 지를 나타내는 상태를 말한다.

깨끗한 물도 끈적거림이 있고 맑은 공기인 기체도 끈적거림이 있다. 물이나 기체도 점성계수가 '0'인 끈적거림이 전혀 없는 상태가 아니다.

지구상의 모든 유체는 점성계수가 다 '0'보다 크다.

끈적거림이 없는 유체는 없다는 소리다.

그런데 예외가 있다.

여자의 질(膣) 속 분비물은 점성계수가 '0'이다.

섹스를 한 후 정액과 분비물이 질 안에 가득 있어도 이 분비물의 점성계수는 '0'이다.

끈적거림이 없다는 말이다.

끈적거림은 물질을 잡아당긴다. 끈적거림이 있으면 세균도 잡아 당기지만 발사(發射)된 정자가 자궁 내로 침투하는 것도 잡아 당긴다.

그래서 창조주는 정자가 자궁 속으로 원만하게 들어갈 수 있도록 질(膣)속 분비물의 점성계수를 '0'으로 만들었다.

남자가 사정(射精)을 하면 로켓 발사처럼 정액이 쏜살같이 자궁 속으로 들어간다.

섹스를 잘하면 남자의 정액과 여성의 분비물이 질 속에 질척거리지만 이 질척거리는 물질은 끈적임이 전혀 없는 점성계수 '0'인 것이다.

이 분비물은 심심산골의 깨끗한 물보다 더 끈적임이 없

고 백두산 천지의 공기보다 끈적임이 없는 신비의 물질이다. 이 분비물은 사랑의 묘약(妙藥)이고 건강의 묘약이다.

올바른 섹스를 하여 질(膣) 내 분비물이 가득하면 부인과(婦人科) 질환이 없어진다.

이 분비물은 세균을 잡아먹는 항생제 역할도 하지만 질을 깨끗하게 만들어 부인과 질환을 예방한다.

질, 자궁, 신장, 방광은 연리지(連理枝)요, 한 지붕 속 한 가족이다.

서로 정보교환을 하며 건강을 유지한다.

질이 깨끗한 여성은 신장질환이 없다.

따라서 요통이나 고관절 통증도 없다.

나이에 비해 피부가 깨끗하다.

만족스런 섹스를 하는 여성은 나이가 환갑이나 칠순이 넘어도 부인과 질환이 없고 10년~20년 이상 젊어 보이고 건강하다.

반대로 섹스가 없어 질 속이 건조하면 부인과 질환이 잘 생기고 피부도 건조하다.

옥시토신이 가득한 섹스는 유명한 음식이나 비싼 보약이

나 명의의 의술을 다 합친 것보다 인체에 유익하다.

남편들이여! 아내의 건강을 챙기기 위해 일어나라.
사랑의 묘약을 만들어라.
암환자도 벌떡 일으켜 세우는 사랑의 묘약을 만들어라!

22

환자의 난코스

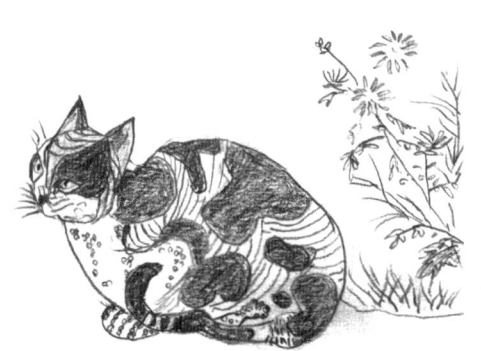

등산에서 가장 난코스는 어디일까?

정상 근처?

아니다.

하산길?

아니다.

가장 난코스는 집에서 산 입구까지 가는 것이다.

세상에는 어려운 길이 많다.

엠마 게이트우드(Emma Rowena Gatewood)는 146일 동안 애팔래치아 트레일 3,300km를 완주했다.

그의 나이 67세 때, 애들에게 '조기 잠깐 다녀올게.'라는 말을 남기고 집을 나섰다.

35년 간 남편 폭력에 시달리면서 열한 명의 아이들은 키워낸 할머니는 자루 한 개와 200달러를 들고 집을 나와 애팔래치아 트레일 입구에 섰다.

일단 입구에 들어서자 3,300km의 산길을 146일 동안 걸을 수 있었다.

1955년, 할머니는 배낭 대신 자루에 산행 용품을 넣고 애팔래치아 트레일을 완주했다.

자루 무게는 15kg 정도였다.

환자의 난코스는 어디인가?

좌절이다.

해 보지도 않고 안 된다는 생각이 가장 고약한 것이다.

초음속은 음속을 넘는 속도다.

음속은 시속 1,235km다.

비행기가 이 음속을 통과하면 저항이 커 비행기가 부서진다는 게 통설이었다.

속도가 2배가 되면 저항은 8배로 커지니 당연한 말이었다.

용감한 사람들이 말했다.

"어디 부서지는지 보자."

비행기가 음속을 통과하자 저항이 아주 작아졌다.

일단 해봐!
기적은 일단 한 발짝 걷는 데서 일어난다.

23

성자(聖者)가 된 조직이

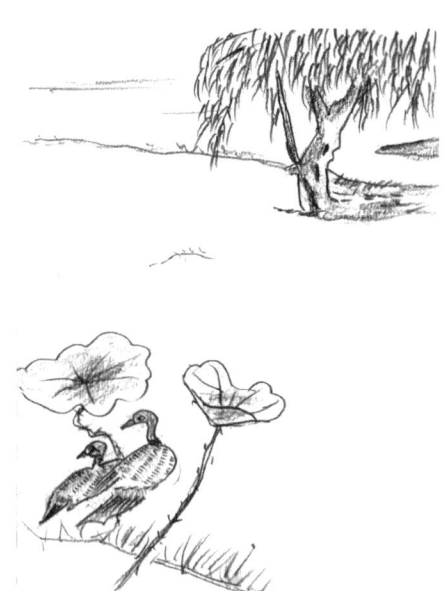

마을 언덕 위 허름한 천주교 공소 근처에 50대 여인이 살고 있었다.

여인의 남편은 '조직이'였다.

이곳에서는 수입의 전부를 술집에 가 먹어 조지는 어부를 '조직이'라고 했다.

어청도 토박이인 남편은 대표적인 조직이로 수십 년간 열심히 고기 잡고 더 열심히 술집에 가 먹어 조지다가 어느 날 쓰러졌다.

군산 병원에 갔다.

평생 처음 간 병원에서는 중풍, 간디스토마, 간경화, 간암 판정을 했다. (민물과 바다를 오가는 생선을 회로 먹으면 간디스토마가 생길 수 있다.)

병원에 누워 죽음을 기다리고 있던 그를 보며 모친이 말했다. "여기서 개죽음을 하느니 집에 가 병을 고치자."

모친은 토속신앙의 제사장으로 대물림을 받았다.

굿을 해 아들의 병을 고치려 했다.

여러 차례 굿을 했지만 아들은 점점 죽어갔다.

모친은 아들을 포기하고 집안 식구들도 희망을 버렸다.

그러나 부인은 포기하지 않았다.
가톨릭 신자인 부인은 송장이나 다름없는 남편을 데리고 익산 종합병원에 갔다. 간경변, 간암 말기인 남편은 링거를 맞으며 죽음을 기다렸다.

부인은 남편에게 병자성사를 권했다.
평소 서양에서 온 종교를 악귀 보듯 한 남편은 아내의 마지막 소원을 들어 주었다.
신부님이 오셔서 병자성사 의식을 했다.

그날 밤, 그는 무수히 많은 피를 쏟았다. 입과 소변, 대변을 통해 피가 흘러 나왔다.
부인은 생각했다.
"밤새 토혈과 하혈하는 것을 보니 오늘을 넘기기 힘들겠구나."
그런데 새벽녘이 되자 다 죽어가던 남편은 얼굴에 생기가 돌면서 물과 미음을 달라고 했다.
반조현상인 듯했다.
반조현상이 뭔가 죽을 병에 걸린 사람이 죽음 직전에 기력이 회복된 듯 보이는 현상이다.

이때는 음식을 못 먹던 사람이 음식을 잘 먹고 기운이 없어 말도 못하던 사람이 말을 또렷하게 잘한다.

얼굴은 환해진다.

마지막 기름 한 방울이 탈 때 더 환하게 빛나는 등잔불과 같다.

꺼지기 직전 촛불과 같다.

그날 밤, 부인의 꿈에 남편이 신부 복장을 하고 성경책을 들고 나타났다.

부인은 남편을 나무랐다.

"신부님 복장은 신성함의 상징이에요. 아무리 장난이라도 이러면 못써요. 얼른 벗어요."

부인이 옷을 벗기려 했으나 남편은 한사코 거부했다.

밤새, 벗어라, 싫다, 옥신각신하다 꿈을 깼다.

남편은 무속신앙 가정에서 태어났다.

말끝마다 '신부나 목사는 다 악귀야.' 하더니만, 해괴한 꿈이었다.

부인은 기이한 꿈에 머리가 혼란스러웠다.

반조현상이 생기면 하루나 이틀 안에 대부분 죽는다.

그런데 그의 남편 '조직이'는 열흘이 지나도 죽기는커녕 더 쌩쌩했다. 남편은 고향에 가자고 했다.

"죽더라도 고향에서 죽어야지. 마지막 남은 인생, 당신과 당신의 하느님을 위해 살아야지."

그들은 고향에 돌아왔다.

집 근처에 폐허가 되어버린 공소가 있었다.

마을 사람들은 빈 공소를 '귀곡산장'이라 불렀다.

그의 남편은 죽는 날까지 공소를 돌보며 살기로 했다.

"죽음은 하느님 영역이고 삶은 내 영역이다. 하느님 영역을 침범하지 말자. 내 영역만 열심히 살자."

그의 기도문이었다.

매일매일 공소를 찾아가 청소도 하고 망가진 곳을 수리했다. 처음에는 집에서 5분 거리인 공소까지 가는데 30분 걸렸다.

빗자루를 드는 것도 버거웠다.

그는 천천히 걷고 천천히 일했다.

어느덧 25년이 지나갔다.

며칠 못 살 거라던 사람이 살아있다.

익산 병원에서 나온 후 한 번도 병원에 가지 않았다.

건강식품, 양약, 한약 따위는 전혀 관심이 없었다.

부인이 차려주는 밥만 먹고 부인을 위해 공소 관리만 했다.

힘들면 힘든 대로, 아프면 아픈 대로 그냥 지냈다.

'힘들면 힘든 게 당연하고 아프면 아픈 게 당연하다.'라고 여겼다.

죽을 때가 되면 죽는 게 당연하다고 여기니 죽음의 공포가 없었다.

인도의 자이나 교도는 죽는 날을 기쁘게 기다린다.

그들은 건강하게 오래 산다.

가장 괴롭게 사는 것은 안 죽으려고 발버둥 치는 것이다.

'조직이'는 죽음을 '강 건너 불 보듯' 했다.

그는 25년 전에 죽을 예정이었는데 앞으로 25년은 더 살 것 같다.

이런 걸 기적이라고 한다면 아무나 기적을 만들 수 있다.

24

야성세포(野性細胞)를 깨워라

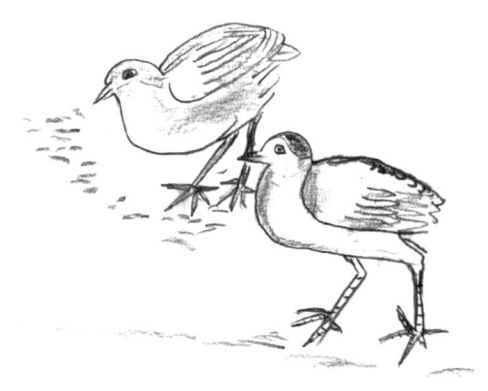

80년대 초, 나는 강원도 오지에서 한약방을 차렸다.
추운 겨울에 아무도 모르는 곳에서 약방을 시작했다.
어두워지면 무척 추웠다.
아궁이에 장작을 떼 온돌방 구들을 달궜다.
장작을 조금만 더 지펴도 방바닥이 탈 정도로 뜨거웠다.
구들이 얇아 새벽이 되면 식었다.
추워서 저절로 잠이 깼다.
벽에는 성애가 하얗게 끼었다.
대접에 떠논 자리끼 물은 꽁꽁 얼었다.
추위에 온몸이 굳어 빨리 일어났다.
밤새 내 얼굴은 영하의 추위에서 지낸 셈이다.

아궁이에 장작불을 지피고 타는 불을 웅크리고 들여다보
면 굳었던 몸이 풀렸다.
가마솥의 물이 따듯해졌다.
이 물로 세수하고 머리도 감았다.
정신이 들고 힘이 났다.
방이 따듯해 온기가 돌았다.

환자들이 찾아왔다.

허리 아픈 사람, 무릎 아픈 사람, 어깨 아픈 사람들이 대부분이었다.

나는 손가락으로 팔굽혀펴기를 100번 할 수 있는 손가락 힘이 있었다. 그들에게 아픈 곳 혈자리를 눌러주면 통증이 사라지고 일할 수 있는 몸이 되었다.

필요한 사람에게는 약 3첩을 지어 주었다.

낮에는 계곡으로 가 얼음을 깨고 물속으로 들어가 반신욕을 했다. 해가 쨍쨍하게 내려 쬐면 영하 10도의 날씨에도 물속은 의외로 견딜만하다.

3분쯤 지나면 상체에도 열기운이 돈다.

우리 몸에는 400만 년의 경험이 축적된 야성세포(野性細胞)가 잠들어 있다.

극한상황까지 가면 이 야성 세포가 잠을 깨 면역력을 극대화 시킨다. 추운 겨울에 냉수욕을 해도 감기에 걸리지 않는 체력이 된다.

현대인이 만 년 전 수렵채취시대처럼 살 수는 없다.

거칠 게 지내고 거칠 게 먹으면 숨어있던 야성세포가 잠을 깬다.

이 야성세포가 깨어나면 육체는 튼튼해지고 정신은 강인하게 되고 영혼은 건강해진다.

죽을 병에서 해방된다.

죽을 병에 걸렸는데 누구는 살고 누구는 죽는 이유가 뭔가? 야성세포를 살리는 사람은 살고 주저앉는 사람은 죽는다.

25

세상에는 아픈 사람도 없고,
아프지 않은 사람도 없다

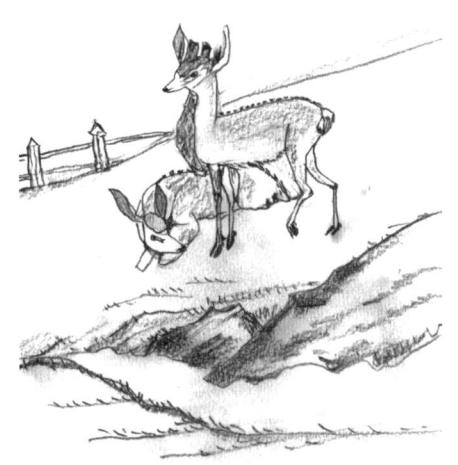

지난 40여 년간 수없이 많은 환자들을 만났다.

각종 암환자들, 그것도 말기암 등 난치병 환자들을 많이 만났다.

아마도 나처럼 암질환이나 간경화 등 불치병 환자들을 많이 만나 본 사람도 드물 것이다.

내가 유명해서도 아니고, 병을 잘 고쳐서도 아니다. 그렇다고 선전을 잘해서는 더 더욱 아니다.

그건 병원에서 '집에 가 맛있는 거 마음대로 드시고 맘 편히 지내세요.'라는 말을 들었거나 돈이 없어 병원 치료를 감당할 형편이 되지 않는 환자들이 날 찾아온 때문이다.

전국에서 왔다.

혹시 이 화타선생 옆에 있으면 돈 없이 낫지 않을까? 하는 기대감에서다.

만일 그렇지 않다면 40~50대를 강원도 산골 깡촌에서 보낸 나 같은 '별 볼일만 많은' 한약업사에게 자신의 목숨을 의지했겠는가?

그러한 용감한 환자들이 나의 스승이 되어 오늘날 그들 선생 덕에 이 무지렁이 한약업사가 밥술이라도 먹고 살았으니 참으로 고맙고 고마운 마음 뿐이다.

나는 그동안 건강 서적을 10권 출간했다.

환자들에게 보고들은 그들의 인생 이야기를 열심히 기록한 산중일기를 바탕으로 '누우면 죽고 걸으면 산다.'를 썼다.

권투 구경을 10년 간 했어도 직접 쌈박질을 하는 데는 소용이 없다. 축구경기를 20년 동안 봤다고 축구를 잘하는 게 아니다.

알량한 한약 지식과 수백 권의 한의서를 봤어도 환자를 제대로 고칠 수 없다.

세상의 지식을 암묵지(暗默知)와 명시지(明示知)로 나눈 사람이 있다.

휘파람 불기, 자전거 타기, 비행기 운전하기.

이것들은 아무리 설명서를 읽고 설명을 들어도 알 수 없다. 에베레스트 정상에 오르기를 아무리 설명해봤자 소용없다.

이런 건 경험과 체험을 통해 얻을 수 있는 지식이다.
암묵지(暗默知)라고 한다.

그런데 교통법규나 요리하기, 세계의 역사 따위는 설명서를 보면 알 수 있다.
이런 걸 명시지(明示知)라고 한다.

백과사전만큼 많은 의학정보와 지식들이 있다.
건강은 90%의 암묵지와 10%의 명시지의 혼합물이다.
체험이 없이 생각이나 말로는 거의 알 수 없는 영역이다.
휘파람 불기도 책을 봐서 안 되는 데 불치병 난치병이 체험없이 가능하겠나.

나이가 들면서 그동안 옳다고 생각한 것이 옳지 않게 되는 것들이 많아졌다.
꼭 이러 저러 해야 한다는 원칙론들이 많이 사라졌다.
강한 신념이 얼마나 위험한지 알게 되었다.

그런 눈으로 그동안 낸 책을 보니 우선 나 자신이 부끄러웠다. 내 나이 50세가 되던 지난 1996년에 첫 책을 내었으니 그 후 근 30년이 지났다.

시저의 '갈리아 전기'나 이순신의 '난중일기'처럼 기록한 나의 10여 년의 '산중일기'의 의학적 버전인 '누우면 죽고 걸으면 산다' 덕분에 약간의 유명세를 얻었다.

돈이 많고 명예가 높고, 학식이 많을수록 마음에 병이 든 사람이 많았다.

이들 환자 선생님들을 보면서 배운 것은 마음과 몸은 하나였다.

현대적인 교육을 받은 세대로서, 몸은 다분히 물리적인 영역에 속하기 때문에 물리적인 법칙에 종속돼 있어야 한다고 생각했는데, 그게 아니었다.

사람은 정신과 육체가 하나인 존재였음을 알게 됐다.

정신이 나쁘면 보약을 먹고 운동을 하고 아무리 몸에 좋은 일을 해도 몸이 좋아지지 않는다.

조선시대 임금 평균 수명이 50세가 채 안된다.

여기서 정신이 나쁘다는 건 상식적으로 생각할 수 있는 여러 가지가 있지만 그 중에 가장 나쁜 건 오만이다.

겸손하지 않은 게 제일 해롭다.

남도 다치고 나도 다친다.

겸손하지 않으면 몸을 고칠 수 없다.

겸손하지 않아 오만해지고 질병이 찾아왔다,

오만은 무지의 산물이다.

아는 게 없으면 모르는 게 없다.

알면 알수록 모르는 것 투성이다.

오만은 업신여김을 당할까 봐 허세를 부르는 열등의식이
다.

남의 의견을 무시해야 속이 풀리고 남을 업신여겨야 자
신감을 갖는다.

이런 닫힌 공간에 있으면 몸이 움츠러든다.

건강해지려면 암묵지를 생각해라.

일단 집에서 나와 움직여라.

걷거나 뛰거나…

아프다고 누워 있으면 아프지 않은 사람도 아프게 된다.

걸을 수 없는 상황에 처한 사람은 상체라도 움직여야 한
다.

발끝치기를 하고 상모돌리기를 해라.

뉴턴의 제1법칙은 관성의 법칙이다.

멈춰 있는 물체는 계속 멈추려 하고 움직이는 물체는 계속 움직이려고 한다.

피를 맑게 해라.

불량식품을 먹지 말아라.

좋은 물을 마셔라.

커피 정도로 까맣게 탄 숭늉을 매일 마시면 피를 맑게 해준다. 탄소 성분이 혈액 안에 있는 과잉 영양소와 좋지 않은 부유물을 흡착해서 내보내는 역할을 한다.

예전에 장독에 장을 띄우면서 숯을 함께 넣은 원리와 같다.

최근에 서양에서도 몸 안에 있는 독성물질들을 흡수처리하기 위해 코코넛 껍질을 태워서 만든 '차콜 캡슐'을 복용하기도 한다.

사람의 몸은 각종 병균과 공존하면서 질병을 이겨내면서 살아가고 있다. 그 정도만 다를 뿐이지, 안 아픈 사람은 없다.

문제는 질병이 아니라, 질병을 어떻게 다루고 잘 이겨내고 있느냐는 것이다.

　암에 걸렸어도, 암 세포가 늘어나지 않고, 통증이 없이 일상 생활을 할 수 있다면 된다.

　사는 데 지장이 없으면 된다.
　그런 사람은 환자가 아니고 건강한 사람이다.
　죽을 병에 걸렸어도 이겨내는 사람이 되자.

26

통증과 괴로움

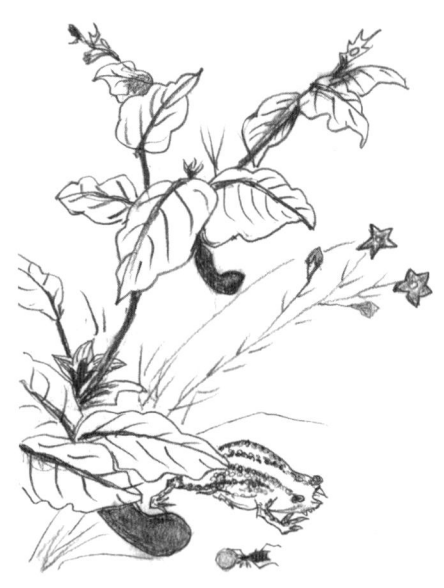

통증은?
몸이 살아 있다는 신호이다.

괴로움은?
영혼이 살아 있다는 신호이다.

'폴 브랜드' 박사는 미국 루이지애나주 한센병 환자 재활원 원장으로 인도에서 20년, 미국에서 30년, 50년을 한센병 치료를 하며 살았다.

그가 영국으로 출장을 갔다.
여러 지방을 다닌 후 기차를 타고 런던에 도착했다.
그날 밤, 그가 숙소에서 옷을 갈아 입고 양말 한 짝을 벗는 데 발 뒤꿈치에 감각이 없었다.

한센병 권위자인 그는 뭔가 불길한 마음이 들었다.
"이거 한센병 증세 아닐까?"
그는 수 많은 한센병 환자들을 시술하고 치료한 경험이 있어 그의 증상을 한센병이라고 예단했다.

날카로운 핀을 찾았다.

복숭아 뼈 아래 부분을 찔렀다.

감각이 없었다.

핀을 한 번 더 깊이 찔렀다.

피는 나오는데 역시 감각은 없었다.

딱 떨어지는 100% 한센병 증세였다.

그날 밤, 박사는 잠을 잘 수 없었다.

꼬박 날밤을 세웠다.

"나도 한센병 환자가 됐구나. 어떻게 살아야지?"

두려움이 가슴을 조였다.

숨 쉬기가 힘들었다.

"사람에게서 격리되고 가족들과 떨어져 살아야 하다니
…"

날이 밝았다.

그의 마음 속에는 절망으로 가득 찼다.

사형수는 하룻밤 만에 머리가 하얗게 센다는데 그는 죽음 직전의 노인이 되었다.

혹시나 하는 미련이 남아 그는 다시 핀으로 발을 찔렀다.

"악!"하는 비명소리가 터져 나왔다.

그의 입에서 이런 말이 튀어 나왔다.
"하나님! 아파서 고맙습니다.
아프게 해주셔서 고맙습니다.
아픔을 주셔서 고맙습니다."

그는 웅크리고 앉아 장시간 기차 여행을 했다.
신경이 눌려 숙소에 올 때까지 그 마비가 풀리지 않았다.

'브랜드' 박사는 인생관이 확 바뀌었다.
몸 아픈 게 얼마나 큰 축복인가!
이렇게 아픔을 느낄 수 있는 게 얼마나 큰 고마움인가!
그는 모든 고통과 괴로움에 고마움을 느끼며 살았다.

고통은 살아있는 자의 축복이다.
죽은 자는 고통이 없다.

- 떠도는 글에서

27

상기병(上氣病)을 잡자

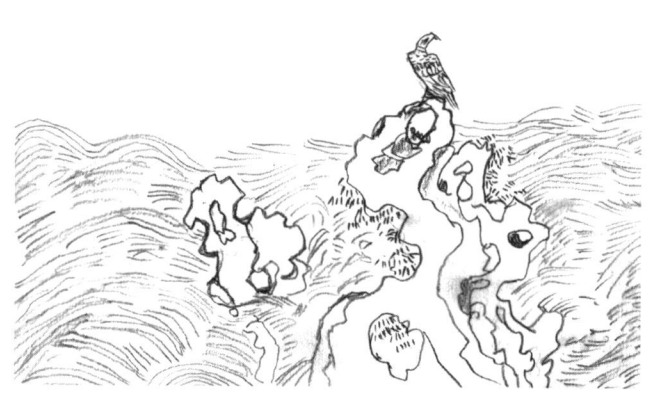

"내가 우주고, 우주가 나다."
"Me For Cosmos, Cosmos For Me"

죽음을 드나들던 친지가 경험담을 말했다.
"생명의 나라를 떠나니 허공이더라."

그와 그의 조카인 신부가 이야기를 했다.
"내가 죽으면 하느님도 아무 의미가 없잖아.
내가 죽어보니 신도 같이 죽어."

스님이 말씀하신다. '수행이란 별거 아니야.'
'내가 남의 꼴을 얼마나 잘 봐주는가이다.
내가 남의 꼴을 잘 봐줘야 남도 내 꼴을 잘 봐준다.'
너무 수행에 집착하면 상기병(上氣病)에 걸린다.
너무 성공에 집착해도 상기병이 생긴다.
상기병은 골 때리는 병이다.
너무 똑똑하게 보이고, 잘 하려다 보면 머리로 기운이
올라간다.

고혈압, 당뇨, 신장병, 두통, 뇌질환, 우울증, 피부질환, 뇌종양.

위로 올라가 상기된 기운이 내려가지 않으면 미친 놈이 되거나 암에 걸리거나 중풍으로 쓰러진다.

건강해지려면 운동이나 좋은 식단보다 머리에 기운이 오르는 상기병을 막아야 한다.

'잘 하려고 애 쓰지 말고 꼴대로 살기'

상기병을 막는 비방이다.

그런데 이게 말로는 제일 쉽지만 행동은 어렵다.

새로운 진화의 법칙.

진화가 뭐냐?

인간은 오랫동안 진화 과정을 거쳐왔다.

진화의 목표는 징그럽게 오래 사는 것이고 행복이나 불행, 고통 따위는 그 과정에 있는 정류장이다.

잘 먹고 잘 살려고 버둥대는 게 진화의 과정이다. 이러니 삶이 고달프고 고통스럽지 않을 수 없다.

"충분하면 만족하라."

세계적인 아티스트 크루거의 주장이다.

얼마나 더 가져야 만족할래.

그는 "나는 쇼핑한다. 고로 만족한다."라는 말로 현대인의 우매함을 비난했다.

언제까지 물건을 살 거냐.
물건 모으려고 지구에 태어난 게 아니야.
세상이 변했다. 먹을 것도 많고 가질 것도 많아졌다.
이제는 덜 먹고 덜 버둥대는 게 잘 살고 오래 사는 진화의 법칙이 되었다.

법정 스님이 성북동의 유명한 요정 대원각을 길상사로 만들었다.
스님은 그 곳에서 간혹 법회를 했지만 하루도 거기에 머물지 않고 오대산 암자로 갔다.
그는 거기서 '절대고독'의 시간을 가졌다.
'남의 평가에 관심 없고 나도 남을 평가하지 않는 시간'
깊은 산속에서 홀로 밤하늘을 바라보면 우주와 내가 합일이 되는 '절대고독'의 경지에 이른다.

"내가 우주고, 우주가 나다.
Me For Cosmo, Cosmos For Me"

28

황정계 사람들

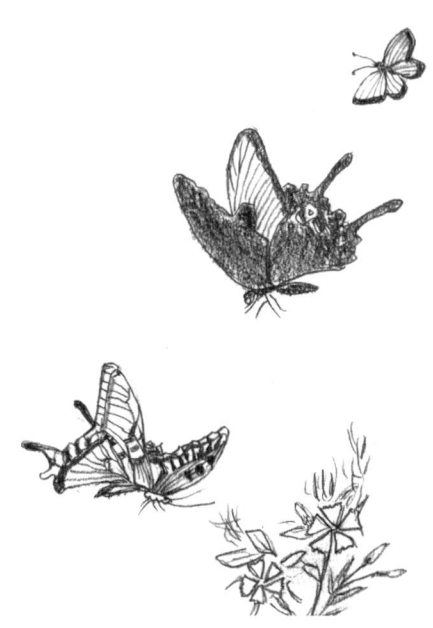

나의 산골 시절, 약방에서 십여 리 떨어진 산속 집에서 출퇴근을 했다.

화전민이 살던 토막집이었다.

이곳에 많은 사람이 머물다 갔다.

80년대 5·18 혁명에 관련된 사람도 많았다.

마약조직에 있다 빠져나온 사람, 알콜중독으로 헤매는 사람도 있었다.

고위직 공무원에 있다 간경화로 휴직한 사람, 사업이 망해 폐인이 된 사람들도 있었다.

마약조직에 있던 사람은 대부분 마약중독자가 되고 마약을 끊으려고 버둥대다가 알콜중독자가 된다.

마약과 유대 깊은 조폭 오야붕도 왔다.

돈도 엄청 많이 벌고 정치인 공무원에게 엄청나게 뇌물도 주고 많은 여자를 상대하며 큰소리를 쳤다.

"나를 모르는 연예인은 유명 연예인이 아니야."

그는 간경화가 되자 웅담과 사향 따위의 고가 약재를 잔뜩 쓰다가 왔다.

　"돈만 왕창 내버렸지요."

　조폭중독이나 정치중독, 마약중독, 알콜중독은 참 고치기 어려운 질환이다. 이 중독에는 반드시 간경화나 암 따위의 질병이 따라온다.

　그래서 머물던 곳은 황정계라 했다.

　황정은 높은 사람의 시체를 담는 관에 쓰는 질 좋은 나무로 이런 나무들이 자라는 곳이라 해 황정계라 했다.

　인제로 넘어가는 김부리 쪽에 있었다.

　김부리(金斧里)는 쇠와 도끼 따위의 병장기와 관련된 이름이 있는 마을이다.

　어느 날, 마을 농사꾼을 몰아내고 가칠봉을 포함한 엄청나게 큰 땅에 엄청나게 큰 부대가 들어서고 많은 무기들이 반입되었다.

　오키나와에서 날아온 비행기가 사격연습을 하고 돌아간다는 소문도 있었다.

아침 출근길에 동료 한두 명을 데리고 내려왔다.

중간에 용수암이라는 폭포가 있었다.

이곳에서 홀랑 벗고 수영 겸 목욕을 했다.

처음에 쭈뼛거리던 애들도 며칠이 지나면 다 벗고 물속에 들어왔다.

20세기 한국 10대 발명품이 있다.

1. 훈민정음

2. 거북선

－중략－

5. 커피믹스

6. 이태리타월

때밀이 수건인 이태리타월이 6위다. 이태리 사람은 듣도 보도 못한 물건이다.

예전에 목욕탕에서 때를 미는 사람을 때밀이라고 했다.

지금은 세신사(洗身士)로 자리를 잡았지만 30여 년 전에는 때밀이라고 불렀다.

어느 날, 도시 목욕탕에 갔다.

많은 사람이 때를 밀었다.

궁금했다. '나는 때가 얼마나 많으려나…'

때를 밀어 본 기억이 아득했다.

오랫동안 때를 밀지 않았다.

세신사가 땀을 뻘뻘 흘리며 때밀이를 했다.

내가 물었다.

"왜 힘들어?"

"때가 안 나와요."

세신사는 때가 안 나오자 더 박박 이태리타월로 피부를 문질렀다.

세게 밀어도 때는 안 나오고 피부는 멀쩡했다.

그가 말했다.

"이 정도로 세게 문지르면 피부가 빨개지는 데 끄떡없어요."

더 이상 때가 안 나오자 세신사가 말했다.

"이런 손님 처음이에요. 돈 안 받을 테니 그냥 일어나세요."

때는 없고 피부는 강하고…

나는 수십 년 산중생활을 하면서 비누를 쓴 적이 없다.

새벽에 일어나 근처 폭포에 가 샤워 겸 목욕을 한다.

수영을 하면서 마실 수 있는 물이다.

생수보다 더 좋은 물로 목욕을 하는 셈이니 비누나 샴푸를 쓰면 물한테 죄를 짓는 일이다.

우리는 비누나 샴푸를 지나치게 많이 쓰고 약을 지나치게 많이 먹는다.

지구상에서 제일 무서운 게 핵폐기물이고 다음으로 농약 폐기물이다.

다음은 뭘까?

약 폐기물이다.

목욕탕에 가면 샴푸와 린스와 바디워시와 비누를 잔뜩 쓴다. 물을 잔뜩 써 헹구고 나와서는 로션으로 온몸에 도배를 한다.

거의 모든 사람이 이렇게 목욕을 한다.

우리는 과잉으로 샴푸, 린스, 비누, 로션을 쓴다.

이렇게 해야 피부에게 충성하는 줄 안다.

약도 마찬가지다.

안 먹어도 될 약을 과잉으로 퍼먹는다.

비누 없이 목욕을 하고 약 없이 건강하게 살던 시절, 만년 전 수렵 채취 생활 시대와 같았다.

불과 30여 년 전, 나는 이런 생활을 했다.

황정계를 찾은 간질환 환자는 3개월이 지나면 대부분 정상인에 가깝거나 정상인이 되는 방법을 알고 도시로 떠났다.

그들은 수렵 채취 생활과 비슷한 생활을 하며 야성(野性)을 깨웠다.

거칠게 먹고 거칠게 생활하며 하루종일 몸을 움직였다.

29

노년의 준비, 호랑이처럼 살자

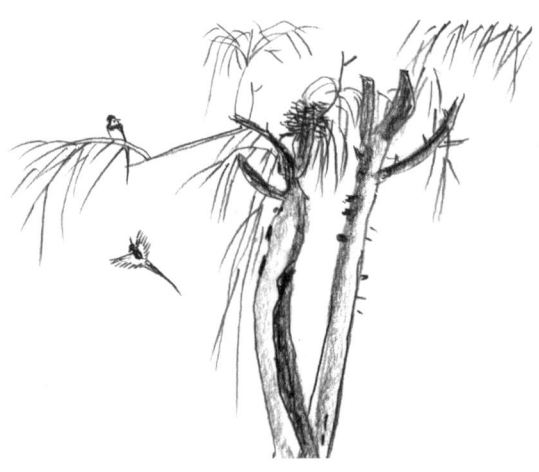

친구는 감성의 동반자. 이빨을 빼 주어도 기분 좋은 사람

"마흔이 넘어서 알게 된 사실 하나는 친구가 별로 중요하지 않다는 거에요. 잘못 생각했던 거죠. 친구를 덜 만났으면 내 인생이 더 풍요로웠을 것 같아요.

쓸데없는 술 자리에 너무 시간을 낭비했어요.
맞출 수 없는 변덕스럽고 복잡한 여러 친구의 성향과 각기 다른 성격, 이런 걸 맞춰 주느라 시간을 너무 허비했어요. 차라리 그 시간에 책이나 읽을 걸. 잠을 자거나 음악이나 들을 걸. 그냥 거리를 걷던가…
그 보다는 자기 자신의 취향에 귀 기울이고 영혼을 좀 더 풍요롭게 만드는 게 중요해요."

– 작가 김영하 '말하다'에서

호랑이는 교미할 때 이외에는 항상 혼자 지낸다.
엄마 호랑이도 일정한 시간이 지나면 새끼를 독립시킨다. 이들은 부성애도, 모성애도, 부부의 사랑도 없다.

늑대는 떼를 지어 산다.

무리를 짓지 않으면 사냥을 할 수 없다.

힘센 늑대가 대장이 아니다.

현명한 늑대가 지도자가 된다.

코끼리 떼의 우두머리는 현명한 암컷 코끼리다.

사는 방법이 다 다르다.

혼자 먹고 살 힘이 있으면 호랑이처럼 살고 무리를 지어야 생존이 가능하면 늑대처럼 어울려 사는 거지.

친구란 옆에 있어도 좋은 사람,

생각만 해도 좋은 사람,

내 이빨을 빼 주어도 좋은 사람,

내 팔을 하나 잘라 주어도 좋은 사람.

이런 사람이 친구이다.

사랑의 본질도 이런 친구나 같다.

친구는 감성의 동반자지 이해관계의 동반자가 아니다.

내 감성이 어느 위치에 있느냐가 친구를 결정한다.

나이를 먹을수록 주위의 사람은 다 떠나고 몸은 노쇠해진다.

노화는 막을 수 없지만 여러 질병의 산물인 노쇠는 내 노력으로 막을 수 있다.

중풍이나 치매 그리고 암치료 후유증으로 생불여사(生不如死)보다 못한 말년을 보내는 사람이 많다.

이들은 죽음을 선택할 능력도 사라졌다.

죽음은 산 사람의 몫이다.

죽은 사람은 죽음을 모른다.

노쇠를 막고 호랑이처럼 살다 죽음을 맞자.

30

오늘의 햇빛을 쬐자

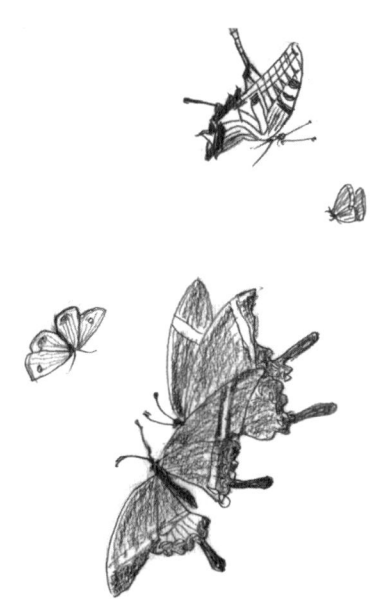

"전신암으로 거의 먹지를 못했지요.

집에만 누워 있었지요.

죽는 날만 손 꼽아 기다렸지요.

아무리 멀쩡한 사람도 "너 전신암이야!"

하는 소리를 듣고 일주일만 집에 누워 있으면, 햇빛을 안 보고 안 먹고 있으면 다 죽음만 기다립니다.

저는 숭늉 먹고 콩나물을 1cm 정도 길러서 먹었지요.

일출 시 30분, 일몰 시 30분 해를 보며 걷거나 앉아 있었습니다.

앉아서 출장식 호흡을 했지요.

걸으면서도 출장식 호흡을 했지요.

썬 크림, 색안경 없이 해를 봤습니다.

북구보다 적도 근처가 자외선이 1,000배 많대요.

그런데 피부암은 북구가 더 많지요.

여자들은 햇빛을 싫어하지만 일출 일몰 때는 피부에 부작용이 없어요.

죽어가는 여자도 피부에는 신경을 쓰지요.

아직 살아 있다는, 살고 싶다는 말입니다.

이렇게 숭늉 마시고 햇빛 바라기를 하고 걷고 숨 쉬고 두 달이 지나자 딴 사람이 됐지요.

더 살고 싶은 사람이 됐어요.

이렇게 멋진 햇빛을 두고 죽다니.

사는 게 즐거운 사람이 됐지요.

"숭늉 마시기, 숭늉 가글하기, 발끝치기, 발바닥 때리기, 상모돌리기도 수시로 했어요."

이 여자의 버킷리스트는 소박하다.

"죽을 때 죽더라도 오늘의 햇빛을 쬐면서 걷자.

오늘의 햇빛을 쬐면서 호흡을 하자."

– 어느 환자가 보낸 글

31

초초(超超) 고혈압 퇴치법

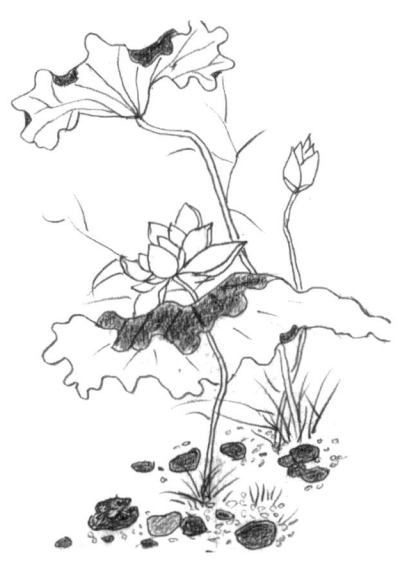

사람의 정상혈압은 120~80이다.

의학계에서는 많은 사람들의 혈압을 잰 후 통계적으로 특정 범위(대개 95%)에 들어가는 수치를 정상혈압이라고 했다.

보건 통계학자가 말한다.

"혈압은 개인과 상황에 따라 다르다. 정상혈압은 참조용일 뿐이다."

그는 혈압이 200~130 사이를 맴돌았다.

중증도(重症度) 고혈압인 2단계 고혈압(160~100)보다 훨씬 높은 수치였다.

의사가 처방한 혈압약을 한 달간 복용하고 다시 만났다.

혈압은 여전히 초초고혈압을 유지했다.

의사가 말했다.

"약을 복용하면서 집안에서 안정을 취하세요."

그는 집에 와 안정을 취하려 했는데 도대체 뭐가 '안정'인지 알 수 없었다.

하루종일 누워 있다가 혈압을 재거나 앉아 있다가 재도 마찬가지였다.

어느 날 아침에 잰 높은 혈압을 보고 그는 생각했다.
"하루종일 안정을 취하고 혈압약을 먹어도 혈압이 엄청 높으니 이따위 '안정'은 해답이 아니다. 사업이 망했다고 건강까지 망할 수 없다."
"성공한 사람은 뒷짐 지고 있는 사람이 아니다. 직접 바깥으로 나갈 때 무언가가 이루어 진다."라고 레오나르도 다빈치가 말했다.

모든 것은 행동이 출발점이다.
그는 벌떡 일어나 30분간 헐떡거리면서 동네 한 바퀴를 뛰었다. 그의 생각으로는 무척 빠르게 뛰었지만 남의 눈에는 빠른 걸음보다 느린 속력이었다.
이렇게 숨차게 뛰었으니 혈압이 얼마나 올랐을까? 은근히 걱정하면서 혈압을 쟀는데 몇 달 동안 요지부동으로 200~130에 머물던 혈압이 190~125로 내려가 있었다.
깜짝 놀랐다.
이렇게 심장이 아프도록 숨차게 뛰었는데 혈압이 오르지 않고 내리다니 희망이 보였다.

다음 날부터 10분 걷고 20분 뛰기를 아침과 점심 그리고 저녁에 세 차례를 했다.

 보름이 지나자 170~120을 유지했다.
 그는 혈압약을 끊고 운동량을 늘렸다.
 30분 달리기를 세 차례 했다.
 혈압약을 끊어 은근히 겁이 났지만 오히려 혈압계 숫자는 150~110이 나타났다.
 중증도 고혈압에서 경증도 고혈압으로 한 단계 내려갔다.

 혈압약은 과도한 심장의 수축과 이완을 정상으로 유지시키는 약이다.
 그는 '심장이 오므라지는 수축과 심장이 퍼지는 이완이 작은 알약으로 가능할까?'하는 의심이 들었다.
 오히려 심장을 헐떡거리게 해 심장의 수축과 이완 기능을 훈련하는 게 더 효율적인 방법임을 체험을 통해 알 수 있었다.

 그는 죽기 살기로 달렸다.
 새벽에 한 시간을 뜀박질하고 낮에도 한 시간 또 저녁에도 한 시간을 달렸다.

　두 달 후 혈압은 150~100을 유지했다.

　그가 혈압약을 버리고 뜀박질을 한지 석 달 만에 일어난 일이었다.

　반 년이 지나자 140~95가 되었다. 정상혈압인 120~80 이 아니라도 그의 몸 상태는 최고였다.

　그의 최적화된 혈압은 140~95였다.

　체중은 20kg 이상 줄었다.

　그는 사업을 하다 망했다.

　머리에 커다란 돌덩이를 올려 놓은 듯 아팠다. 눈이 침침 하고 손발이 저렸다.

　"이러다 풍으로 쓰러지는 게 아닐까?"

　끔찍한 생각을 여러 번 했다.

　혈압이 끔찍하게 높으면 누구나 끔찍한 생각을 하게 마련 이다. 다행히 그는 술에 의지하지 않고 '누우면 죽고 걸으 면 산다 '에 의지했다.

　식이요법은 간단했다.

　물 대신 진한 숭늉을 마시고 배가 고프면 미국 심장학회에서 권하는 음식 가운데 입맛에 맞는 것을 찾아 꼭꼭 씹어서(50회 이상) 먹었다.

달리기는 그의 삶이자 가장 큰 행복이 되었다.
그는 시니어 마라톤 대회도 나가고 산악 마라톤 대회에도 나가고 울트라 마라톤 대회도 나가 완주했다.
여전히 혈압수치는 140~95였다.
그의 최적화된 혈압 수치였다.
아내도 대단히 만족하고 그도 만족하는 혈압. 이것이 정상혈압이었다.

고혈압으로 고민하는 사람은 무조건 걷거나 달려라.
100일 후에는 새로운 세상이 기다린다.

32

만성폐쇄성 질환과 천식

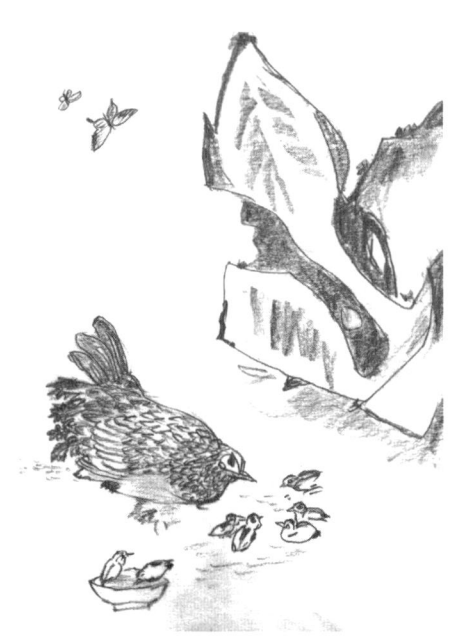

김 화백은 십여 년째 감기 몸살과 기침 가래로 고생을 하고 있다.

기관지 천식으로 병원 응급실에 실려 간 게 부지기수다.

그는 항상 119 구급대가 와 병원에 빨리 갈 수 있는 곳에서 지낸다.

지방 나들이를 갈 때도 그 지역의 풍광이나 음식보다는 119구급대, 근처 병원부터 챙긴다.

그는 119구급대를 하느님 다음으로 꼽는다.

그들이 없었다면 김 화백은 이미 예전에 "고 김 화백"이 됐다.

그는 금년 69세, 그림값이 상당히 비싸게 팔리는 화가다. 큰 수입이 있으니 질병치료를 하러 전 세계의 유명병원이나 중국의 명의를 찾아다니고 민간요법을 다 해 보았지만 무용지물이었다.

이제부터 건강만 허락한다면, 피카소만큼 오래 산다면 무수히 많은 그림을 그릴 수 있고 억수로 많은 수입을 올리는 것은 불 보듯 뻔한데 언제 숨이 막혀 죽을 지 모르니 본인은 물론 가족들은 애가 무척 탔다.

그의 병명은 COPD

COPD, 만성폐쇄성 질환은 아주 흔한 병이 되었다.

폐 기능이 떨어지면 수시로 기침을 하고 서서히 숨통이 조여온다.

2012년, 세계 사망원인 4위에 올라 있는 이 질환은 고통 속에 죽어가는 무서운 병이다.

폐는 한 번 망가지면 다시 재생이 불가능한 장기다.

그러니까 만성폐쇄성 질환은 불치병인 셈이다.

11월 27일, 질병관리본부는 '국내 만성 폐쇄성 질환 환자의 의료이용 및 주요관리 실태'를 발표했다.

보고서에 의하면 이런 환자가 국내에 300만 명으로 추산되고 있다.

노인이 되면 기침과 가래가 잦아지고 호흡곤란이 온다.

상태가 나빠지면 죽음에 이른다.

암이나 간경변, 신부전증 따위의 만성질환을 앓고 있는 사람들은 그 병으로 죽는 것보다 호흡곤란으로 죽는다.

인구의 고령화, 약물의 남용, 대기오염 등의 인자가 늘어남에 따라 만성폐쇄성 환자는 점점 늘어가고 있다.

난치병으로, 불치병으로 죽는 게 아니라 호흡곤란으로

죽는 사람이 훨씬 많아지고 있다.

치료방법이 과연 없는 것인가?

첫 번재, 먼저 눈을 뜨자 양치용 숭늉으로 가글을 한 후 0.9%의 염도인 따듯한 숭늉을 천천히 마신 후 똑바로 누워 발끝치기를 오백 번쯤 하면 코가 열리는 느낌을 받는다.

천 번을 하면 코가 뻥 뚫린다.

두 번째, 앉아서 출장식 호흡을 한다.

허리를 곱게 수직으로 세우고 편안히 앉는다.

반가부좌나 결가부좌를 하면 좋지만 그냥 편안히 앉아서 해도 된다.

위파사나 호흡을 위주로 한 출장식 호흡을 하되 처음에는 세 번 내 쉬고 두 번 들어 마신다.

들 숨이나 날 숨이나 코로 한다.

숙달되면 네 번 내쉬고 두 번 들어 마신다.

처음에는 10분 정도 하다가 20~30분으로 시간을 늘린다.

염도 0.9%, 숭늉 농도 30%의 양치질 및 가글용 용액을 만든다. 수시로 양치질과 가글을 한다.

나는 공진단 재료로 만든 가열순환제를 식사 전에 생강차로 먹게 하고 하루 두 차례 가열순환 추출액을 등에 바르게 했다.

날갯죽지 사이의 척추를 중심으로 가로 30cm, 세로 15cm의 넓이로 추출액을 바르고 랩을 씌웠다.

폐가 등 쪽에 대응하는 경혈이 폐유(肺兪)다.

폐유를 중심으로 치료 넓이를 잡으면 된다.

하루 두 차례를 했다.

취침 전과 아침 운동 후. 코가 답답하고 목이 아프고 기침이 나면 공진단 추출액을 콧구멍에 약간, 목 편도선편과 천돌혈에 바르면 증세가 사라졌다.

목에는 유난히 임파선이 많다.

이 임파선에 도움을 주면 호흡에 많은 효과가 있다.

그는 햇빛 아래서 출장식 호흡을 하며 천천히 한 시간씩 걸었다.

김 화백이 발끝치기, 출장식 호흡, 숭늉 마시기, 연고 바르기, 동의보감 처방약인 청상보하탕(淸上補下湯)을 복용한

지 일 년, 한 번도 구급차를 탈 기회가 없었다.

단골 구급대에서 잘 아는 소방대원이 연락을 했다.
"영감님, 혹시 돌아가셨나요?"

33

천연항생제의 지존

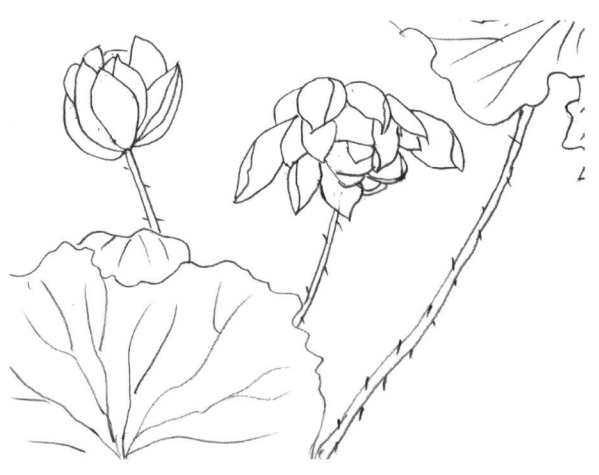

내 숭늉에 관한 유튜브가 1,000만 조회 수를 넘기면서 변방에 있던 숭늉이 질병치료의 중심으로 들어왔다.

제도권 전문인들이나 대체의학에 관심이 있는 사람들은 숭늉을 질병치료에 이용하고 있다.

20세기 기적의 약은 3가지로 페니실린, 아스피린, 스테로이드인데 다 염증치료에 탁월한 효과가 있다.
그런데 단순한 염증에도 이들을 남용하다 보니 혈관과 신장에 문제가 생겼다.
갑자기 예전에는 보기 어렵던 신장투석실이 많이 생긴 이유다.
급성질환 염증에는 이 기적의 약들을 써야 하지만 만성 질환 염증은 숭늉을 마시면서 대처하는 게 도움이 된다.

내 유튜브가 세계로 번지자 미국이나 유럽에서도 숭늉에 대해 묻고 자문을 구하고 있다.
숭늉 분자는 물 분자보다 작아 세포에 혈당을 더 많이 침투시키고 해독 기능과 이뇨 기능이 커 대사질환인 고혈압

고지혈증 당뇨에 도움이 된다.

만성염증에는 딱 맞다.

잇몸질환은 골치 아픈 염증인데 소금과 숭늉을 배합한 물로 양치질을 하면 염증이 사라진다.

소금 + 숭늉 배합물은 물 분자보다 작은 배합물로 염증 깊숙이 작용해 건강한 잇몸을 만든다.

덤으로 미백효과도 생긴다.

산화된 철제 그릇을 숭늉의 하나인 잿물로 닦아 깨끗하게 하던 우리 할머니를 생각하면 된다.

34

석녀(石女)의 비애

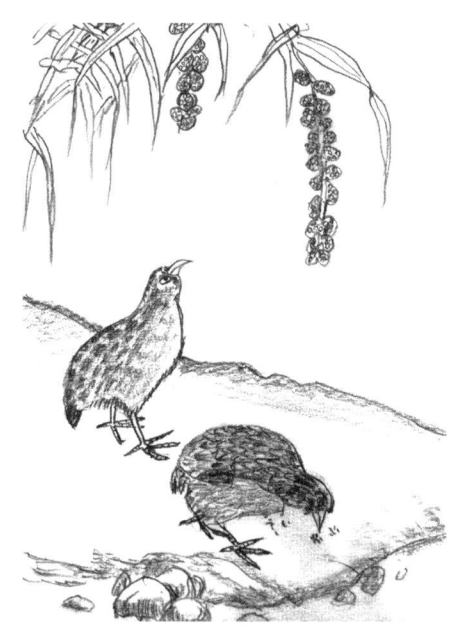

70대 여인이 왔다.

자기 약과 B형 간염 보균자인 큰 사위 약을 처방받으러 왔다.

사위 약은 보류하고 남편 약을 지어가게 했다.

부인은 40대에 자궁 근종 수술을 했는데 석녀(石女)가 되었다.

완전 불통이 되었다.

가짜로 좋아하는 연기를 해도 남편이 눈치채고 그냥 내려왔다.

부인은 착한 얼굴에 예쁜 몸매에 월장도화살(越牆桃花煞)이 3개나 있어 보는 남자마다 끈적한 호감을 보였다.

부인은 남자에 관한 한 자신 있고 도도한 여인이었는데 수술 한 번에 나락으로 떨어졌다.

부인은 이때부터 심한 마음 고생이 시작되었다.

남편은 꾸준히 춤판에 다니면서 여러 여인들과 소통을 했다. 남편의 바람을 아무리 이해하려 해도 속이 무척 썩었다.

30여 년의 세월이 흘렀다.

미국에 시집간 작은 딸이 자기와 같은 나이에 자기와 같은 질환으로 수술을 하려고 했다.

부인은 극구 말렸다.

아무리 딸이라도 이유는 밝힐 수 없었다.

"나중에 수술하더라도 일단 내가 지어주는 약을 먹어라."

나는 귀출파징탕(歸朮破癥湯)에 파혈제를 더해 처방했다.

몇 달 후 딸은 수술할 필요가 없었다.

남편은 정맥류가 심했다.

허리 수술을 해 이미 남자의 시효는 사라졌다.

전립선 질환으로 약을 먹으니 남성 호르몬이 거덜 나 빌빌거렸다. 밤에 여러 차례 일어나 소변을 봐 수면의 질이 떨어졌다.

남편은 허리와 장딴지가 아프고 전립선으로 고생하는데 부인은 사위 약만 고집했다.

하지만 경제권이 부인 손에 있었다.

사위 약 대신 남편 약을 짓게 하자 남편은 애처럼 좋아했다.

사위는 겉으로는 50대 건장한 남자인데 B형 간염 보균자이고 전립선 질환으로 아내의 눈치를 보는 상황이 되었다.

부인은 자신의 쓰라린 경험이 있어 딸을 돕고 싶었다.
50대는 한창 신의 은총을 받아야 할 나이인데 개점휴업을 하다니…

부인은 내가 C형 간염으로 고생하다가 간경화가 된 그의 친구를 완치시킨 사실을 알고 있었다.
간경화에 비하면 간염은 아주 간단한 질환에 속한다.

사위는 미국에서 박사 학위를 받은 지식인으로 의학이론이 밝았다.
대체로 이런 부류는 한약을 복용하면 간에 해롭다는 편견이 있었다.
내 책 '누우면 죽고 걸으면 산다' 5권과 '총알개미' 5권을 읽고 편견이 해소되면 처방하기로 했다.

마음이 열려야 약이나 음식이 약이 된다.
마음이 닫혀 있으면 산삼도 독이다.

첫째도 열린 마음이고 둘째도 열린 마음이다.

춘추전국시대 명의 편작은 교만한 사람, 고집 센 사람,
인색한 사람은 진찰은커녕 아예 쳐다보지도 않았다.
이런 사람은 절대 고칠 수 없다.

'굴뚝을 막아놓고 불을 때는 격'이다.

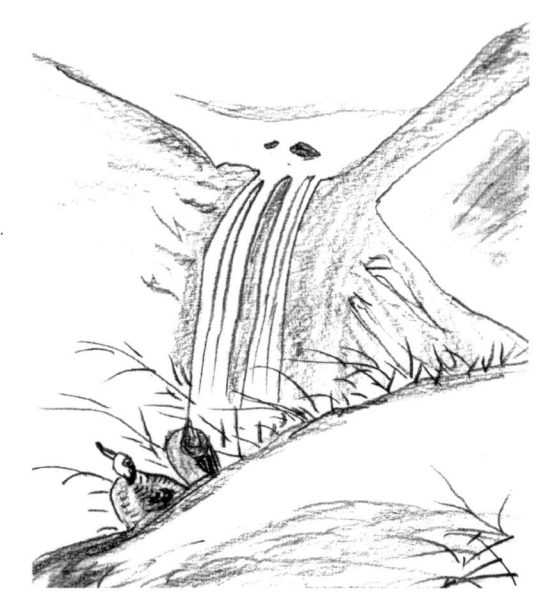

35

숭늉, 제4의 기적

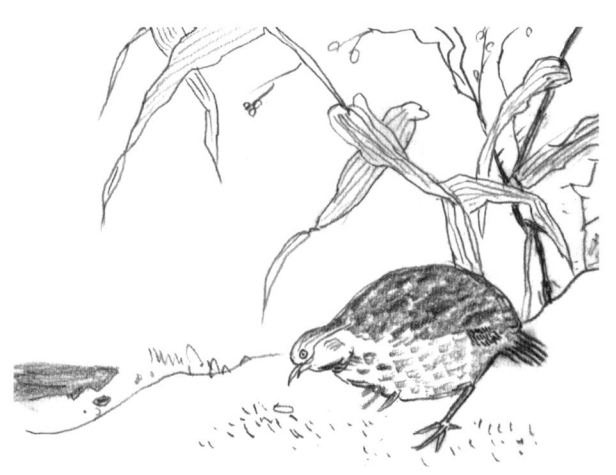

항산화 물질이 각광을 받고 있다.

도대체 항산화 물질이 뭐냐?

우리가 몸이 아프거나 늙는다는 것은 산화되는 거다.

녹이 슬어 부식되는 놋그릇이나 같다.

예전에 우리 어머니들은 놋쇠 밥그릇에 때가 끼거나 녹이 슬면 잿물로 닦아 깨끗하게 했다.

숨을 쉬면 산소를 마시게 된다.

산소는 에너지로 활용되지만 쓰임새가 없는 산소는 활성산소가 돼 독소가 된다.

이 활성산소가 세포를 녹슬게 하는데 이것이 노화가 되고 질병이 된다.

노화나 질병은 세포가 활성산소의 영향으로 산화되는 현상이다.

숭늉은 인체에 해가 거의 없는 알칼리성 물질로 활성산소를 중화시켜 녹슨 세포를 건강한 세포로 부활시키는 역할을 한다.

탄소인 숭늉은 해독기능도 크다.

예전에는 쥐약 먹은 쥐를 삼켜 죽어가는 개에게 진한 숭늉이나 아궁이에 붙어있는 시커먼 재를 물에 타 먹여 살리던 적도 있었다.

연탄가스 중독으로 죽어가는 사람에게 숭늉을 먹여 살린 적도 있었다.

숭늉을 많이 마시면 눈에 띄게 피부가 고와진다.

비싼 화장품은 껍데기만 곱게 하지만 숭늉은 피부혈관을 깨끗하게 한다.

잇몸질환이 심한 사람들이 많다.

염증이 심하면 스테로이드 처방을 받지만 일시적 효과만 있다.

소금으로 양치질을 하면 약간 효과는 있지만 치아 손상이 생긴다.

소금 0.9%+숭늉 가루를 30%를 뜨거운 물로 배합한 후 식으면 이 물에 칫솔을 담그고 양치질을 한다.

아침, 저녁, 식후 3번, 가글은 수시로 하면 건강한 잇몸이 된다.

당연히 구취도 사라진다.

구강암에도 효과가 있다.

잇몸질환을 없애고 소변이 시원하게 나오게 하는 승능을 만병통치약이라고 하는 사람도 있다.

비타민C가 만병통치약이라고 주장한 학자가 있었다.

노벨상을 받은 라이너스 폴링(Linus Pauling)은 비타민C는 많이 먹을수록 좋다고 우기고 엄청난 양을 먹었다.

그는 비타민C가 항산화물질의 왕자로 세포가 늙거나 병드는 것을 억제하니 이걸 많이 먹으면 무병장수한다고 했다.

그는 90세를 훌쩍 넘도록 살다가 죽었다.

그는 1945년경 신장병으로 죽을 뻔하다가 비타민C로 생명을 건졌다.

그가 1950년대에 노벨 화학상을 받으면서 대량의 비타민 복용이 각광을 받았지만 의료계에서는 찬반양론이 있었다.

70년이 지난 지금도 마찬가지다.

비타민C를 많이 먹어도 아무 효과가 없거나 부작용이 있는 사람도 적지 않다.

각자 자기 몸 상태에 따라 취사선택할 사항이다.

숭늉도 조심해야 할 사람이 있다.

투석 직전 환자로 신장기능이 아주 나빠 칼륨 섭취를 조심해야 할 사람들이 있다.

신중하게 숭늉 섭취를 해야 한다.

인간은 오랫동안 마법의 탄환을 찾았다.

마법의 탄환이란 인체의 질병을 한 치의 오차 없이 찾아내 파괴하는 의약품으로 그 과정에서 건강을 전혀 해치지 않는 것, 이름하여 특효약을 말한다.

특효약의 목표는 전능하지만 아무런 위험이 없는 것이다.

그런데 인류는 아직 완벽한 특효약을 발견한 적이 없다.

— 토마스 헤이거 '텐 드러그'에서

이 세상에는 좋은 약도 없고 나쁜 약도 없다.

모든 효과적인 약물은 예외없이 잠재력으로 위험한 부작용이 따라온다.

결국 만병통치약은 없다는 말이다.

36

숭늉과 항생제

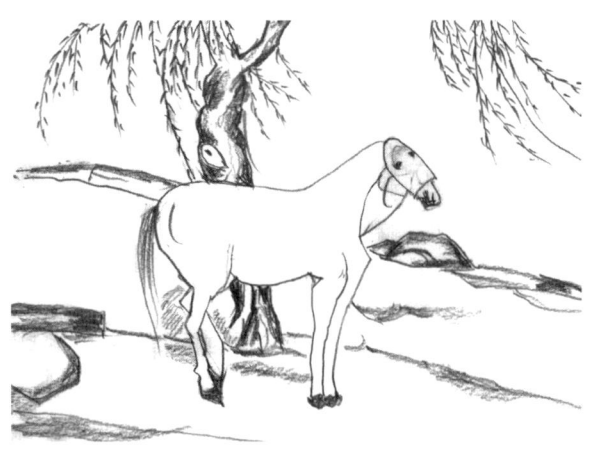

'잘 먹고 잘살고 너무 기쁘게 살려다' 생기는 현대인의 질병치료 해법은?

'항생제 남용은 파리를 잡으려고 대포를 쏘는 것과 같다.'

항생제는 미생물의 성장과 증식을 억제하는 약물이다.

지구 미생물의 무게는 지구의 모든 동물들의 무게보다 25배 더 무겁다.

지구는 미생물의 행성이다.

미생물은 인간이 전혀 필요없지만 인간은 미생물이 없으면 하루도 살 수 없다.

인체에는 우주의 별보다 많은 미생물이 있는데 이들 가운데 해가 되는 미생물은 얼마 안 된다.

지금까지 파악된 미생물은 100만 종이 넘는다.

이 중 1,415종만 사람에게 질병을 일으킨다니 극히 적은 숫자다. 인간은 대략 99%가 세균이고 나 자신은 1%에 불과하다.

그러니까 인간은 세균 덩어리다.

항생제와 인체의 관계는 이렇게 중요하다.

항생제를 자꾸 쓰면 나를 해치는 짓으로 만성질환의 원인이 된다.

그래서 나라마다 누가 항생제를 많이 쓰는지 통계를 낸다.

항생제 남용이 국민건강과 관계가 깊다. 우리는 항생제 사용 상위에 속한다.

항생제는 엄청난 발명품이다.

인류는 항생제가 나오기 전에는 작은 상처에도 죽는 수가 많았다.

항생제 덕분에 인류가 이만큼 늘어났다. 그러니 이 귀중한 발명품을 아껴서 꼭 필요할 때 써야 한다.

아무 염증에나 항생제를 쓰는 건 파리를 잡으려고 대포를 쏘는 것과 같다.

아끼자. 항생제 사용을 아끼자.

숭늉이 뭐냐?

천연 항생제다.

하루종일 먹을 수 있는 물이고 음식이고 질병 치료제다.

물도 삼키기 어려운 사람이 숭늉을 마시는 걸 본다.

숭늉은 쌀을 태우는 과정에서 생기는 활성탄과 항산화물질이다. 효과를 살펴보자.

1. 소화 촉진
속이 더부룩할 때 마시면 불편한 게 사라진다.

2. 해독작용
활성탄과 같은 성분이 체내 독소를 흡착시켜 몸 밖으로 내보낸다.

과음 후 속쓰림이 완화된다. 즉 활성탄 성분이 독소 흡착을 도와 혈액순환이 잘 되게 한다.

3. 항산화 효과
쌀을 태우는 과정에서 생기는 항산화물질은 체내 활성산소를 제거해 노화를 방지하고 세포 손상을 억제한다.

4. 면역력 강화
항산화물질은 면역력을 강화하고 질병을 예방한다.

5. 알칼리성 전환으로 산성을 중화시킨다.
쌀은 타면서 알칼리성으로 변한다.

체내 산 - 염기 균형을 유지시킨다.
나트륨 섭취가 높은 현대인에게 딱 좋다.

숭늉은 소화촉진, 해독작용, 항산화 효과, 면역력 증진,
체내 산성 중화 따위의 효능이 있다.
'잘 먹고 잘살아' 생기는 현대인 질병치료의 필수품이다.

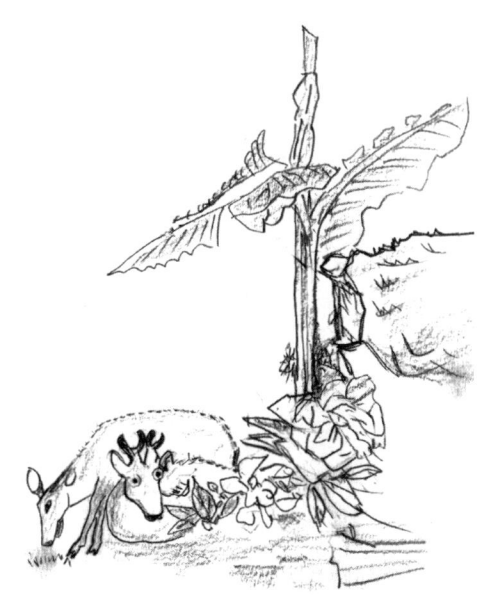

37

3분의 기적

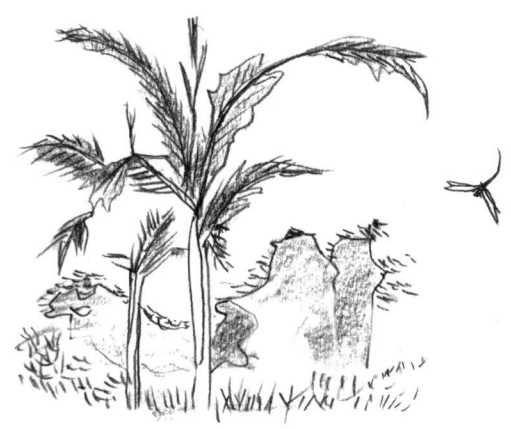

혈액순환의 스위치를 켜라.

건강의 기본 축은 신진대사와 혈액순환이다.
아침에 눈을 뜨면 대부분 일어나기 싫다.

우리는 수십만 년간 수렵채취생활을 했다.
농경사회, 산업사회를 거쳐 IT 사회가 된 지 얼마 안 된
다.
자연스럽게 살다 아침에 일어나 농사짓고 일정한 시간에
회사 나가고 집에 오는 생활을 한 게 인간의 역사에서는
아주 짧은 시간이다.

아침 일찍 일어나는 게 짜증 나는 학생이 많다.
힘든 육체노동자, 중병환자는 더 어렵다.

'새벽에 부지런한 새가 먹이를 잘 잡는다.' 보다 '밤에 잘
다니는 호랑이가 먹이를 잘 잡는다.'라는 말에 공감하는
이유다.

눈을 뜨자마자 생각을 하지 말고 3분의 기적을 시작한
다.

똑바로 누워 발끝치기를 한다.

똑바로 누워 편안한 자세로 발을 눕히고 3분간 발끝치기
를 한다. 발 뒤꿈치를 붙이고 발끝을 부채처럼 벌리며 닿
을 듯 말 듯 움직인다.

이렇게 발끝을 움직이면 발, 장딴지, 허벅지, 허리가 따
라서 움직인다.

장딴지 혈관근육, 허벅지 혈관근육, 허리 혈관근육, 허리
근육이 따라서 움직인다.

심장에서 나온 대동맥은 발로 내려와 발에서 정맥으로 스
위치 된다. 정맥으로 스위치된 혈액은 심장으로 거슬러 올
라간다.

연어가 태어난 고향을 찾아가듯 심장에서 나온 피는 발
까지 내려온 후 다시 고향인 심장으로 올라간다.

혈액은 심장에서 심장근육의 수축과 이완을 통해 전신으
로 흐르고 발에 도달한 혈액은 발, 장딴지, 허벅지, 허리에
있는 혈관근육의 수축과 이완을 통해 심장으로 간다.

발끝치기는 이 동작이 잘되도록 해 혈액순환을 시키는
운동이다.

건강은 혈액순환이 기본이다.
혈관의 길이는 12만km.
지구 둘레의 두 바퀴 반이다.
심장에는 3개의 동맥이 있다.
온몸으로 흐르는 대동맥
폐로 흐르는 폐동맥
머리로 올라가는 경동맥

대동맥은 손끝에서 동맥과 정맥이 전환되는 스위치가 있
고 발끝에서 동맥과 정맥이 전환되는 스위치가 있다.
폐동맥은 폐에 이런 스위치가 있고 경동맥은 머리끝 백
회혈 근처에 이런 스위치가 있다.

앉아서 3분 동안 상모돌리기를 한다.
상모돌리기는 경동맥을 자극해 두뇌 혈관을 활성화시키
는 운동이다.
처음에는 가볍게 목을 돌린다.
자꾸 하다 보면 진동을 느끼며 목 어깨가 움직인다.

앉아서 숨비호흡을 3분간 한다.

해녀들이 숨을 들이킨 후 잠수한 후 수면 위로 나오면서 푸하며 내는 소리가 숨비소리다.

일반인은 30초 동안 호흡을 멈췄다가 푸하고 내쉬는 흡지吸止 호흡을 3번 반복한다.

잘할 수 있다고 너무 오래 하면 부작용이 생긴다.

이 호흡은 폐동맥은 자극해 폐혈관을 활성화시킨다.

3분의 기적은 대동맥, 폐동맥, 경동맥을 활성화시켜 혈액순환을 시키는 운동이다.

38

불치병 환자의 무덤

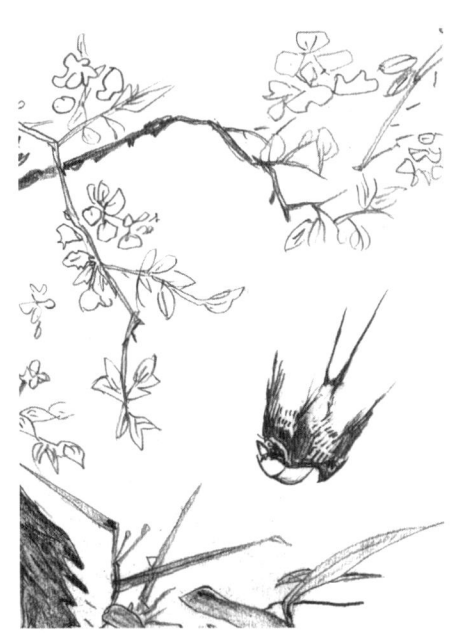

"노벨상은 작가가 무덤으로 가는 길이야. 노벨상을 받고 변변한 작품을 발표한 작가는 하나도 없어."

1848년, 노벨 문학상 수상 소식을 들은 TS 엘리엇의 말이다.

친지를 만나러 부산에 갔다.
5년 전 의사가 그에게 말했다.
"연명 치료, 의미 없어요."

의사는 보호자를 불러 임종 준비를 하라고 했다.
그가 아직 안 죽자 그 병원 의사가 TV 방송 출연을 종용했다.
"내 친구가 그러는데 그런 곳에 나가면 죽는대요. 나를 지금까지 살게 했으니 그 친구 말을 들어야지요."
그는 독실한 크리스천이다.

교회에서 목사가 그에게 말했다.
"형제님! 하느님의 은총으로 살고 있으니 간증을 하세

요."

그는 고개를 옆으로 돌렸다.

"안 됩니다. 목사님! 제 친구가 간증같은 것을 하면 죽는
대요."

"TV에 나와 죽었다가 살았다고 우쭐대던 사람은 얼마 후
저세상으로 갔지요.

죽기로 됐는데 바로 죽음 직전에 살았다고 간증을 한 사
람도 얼마 후 죽었지요.

죽을 목숨이 살아있으면 얌전하게 감사하며 살아야죠.

'설치지 마라.'

'설치면 죽는다.'

이런 교훈이 함축된 사례입니다."

"작가는 글을 쓰는 게 일인데 노벨상을 받으면 여기저기
연설이나 강연을 다니며 큰돈을 챙기다 보니 좋은 작품이
나올 수 없지요.

그래서 노벨상은 작가의 무덤이라고 했지요.

불치병 환자의 무덤이 뭔지 이해할 수 있는 구석입니다."

유명한 사람이 되지 말고 유용한 사람이 되라는 말이 가

치 있게 느낀다.

39

우리는 불치병 진단을 받으면
딴사람이 된다

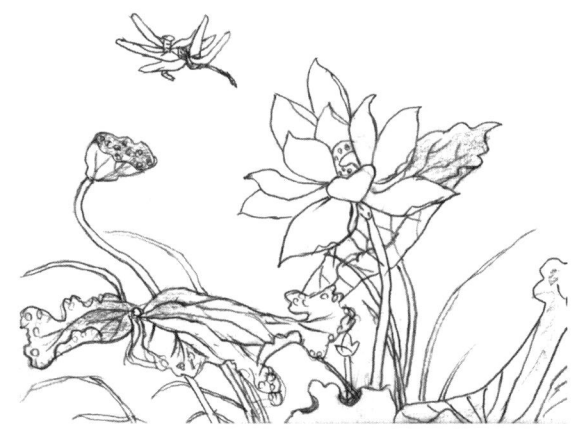

평소 안중근 의사처럼 용감하던 사람이 아주 허약한 인간이 된다.

"동물원의 우리 안에 갇혀 초조하게 서성이는 한 마리 범의 모습 또한 우리를 슬프게 한다.
언제 보아도 철책 가를 왔다 갔다 하는 그 동물의 번쩍이는 눈, 무서운 분노, 괴로움에 찬 포효, 앞발에 서린 끝없는 절망감, 미친 듯한 순환, 이 모든 것이 우리를 더없이 슬프게 한다."

– 안톤 슈낙 '우리를 슬프게 하는 것들'에서

'우리를 슬프게 하는 것은 나 자신이고 우리를 허약한 인간으로 만드는 것은 나 자신이다.'

우리는 불치병 진단을 받으면 딴사람이 된다.
평소 안중근 의사처럼 용감하던 사람이 아주 허약한 인간이 된다.

40

이제마의 신통력

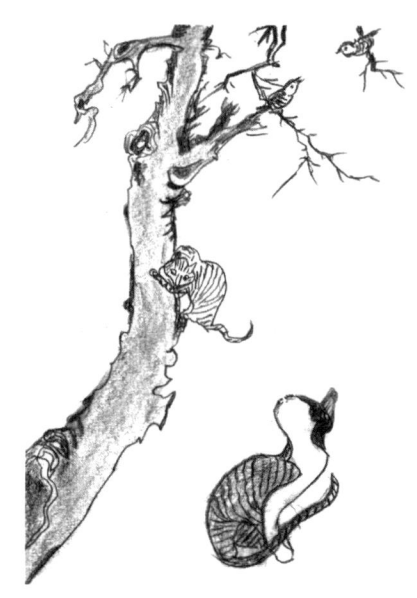

화가 권옥연의 할아버지가 동무(東武)이제마(李濟馬)와 바둑을 두고 있었다.

심부름하는 아이가 지나가자 이제마가 말했다.

"저 아이는 석 달 안에 죽겠네."

실제로 그 애는 채 석 달이 안 돼 죽었다.

이제마는 이렇게 신통력이 있었다.

권옥연 화백은 함경도 출신 위대한 인물의 하나로 이제마를 꼽았다.

조선왕조를 세운 이성계는 그의 인물 명단에 없었다. 함경도 사람에게 이성계는 위대한 인물이 아니었다.(개고기를 성계육이라고도 불렀다.)

한양 양반이 함경도 지방으로 유람여행을 떠났다.

주막에 머물렀다.

주모가 인물도 반반하고 몸매는 더 반반했다.

양반과 주모는 멋진 밤을 보냈다.

다음 날 양반은 길을 떠났다.

주모는 설핏 낮잠을 잤다.

꿈을 꾸었다.

제주도에서 온 말이 대문을 박차고 들어왔다.

태몽(胎夢)이었다.

아기가 태어났다.

아기 이름을 제주도(濟州道)말인 제마(濟馬)라 지었다.

우리나라에는 몽골인들이 제주에서 키우던 제주 말과 아라비아 말이 있었다.

신라 천마총(千馬塚)에 있는 말들은 아라비아 말이었다.

삼국지에 나오는 관운장의 적토마(赤兎馬)도 아라비아 말이었다. 이런 훌륭한 말이 천마총에 잔뜩 나오는 걸 보면 신라와 아라비아의 교역상태를 짐작할 수 있었다.

고려시대 이후 우리나라 말은 아라비아 말이 사라지고 덩치가 작은 몽골말이 주류가 되었다.

이제마는 구한(舊韓) 말에 벼슬을 하고 한의학에 천착(穿搾)했다.

그는 한국 고유의 의학인 사상의학(四象醫學)을 창조하고 동의수세보원(東醫壽世保元)을 저술했다.

동양철학에 바탕을 둔 한의학의 핵심은 음양이론(陰陽理論)이다.

음은 큰 음과 작은 음으로 나뉜다.

큰 음이 태음(太陰)이고 작은 음이 소음(小陰)이다.

양은 큰 양과 작은 양으로 나뉜다.

큰 양이 태양(太陽)이고 작은 양이 소양(小陽)이다.

동무(東武) 이제마는 사람의 체질을 사상(四象)인 소음, 태음, 소양, 태양으로 대별하고 사람을 소음인, 태음인, 소양인, 태양인으로 나눠 질병치료를 했다.

소음인이 열이 날 때 해열소염제인 항생제가 전혀 안 드는 경우가 있다. (항생제는 열을 끄는 찬 약이다.)

소음인의 열은 해열소염제가 아닌 가열소염제를 써야 한다.

산에 불이 나면 물로 끄는 게 아니고 옆 산에 맞불을 놔 불을 끄는 것과 같다.

서양의학에서는 죽었다 깨도 이해가 안 가는 의학이다.

열이 나는 데 해열제가 아닌 가열제를 쓰다니…

소음인이 기력이 떨어져 열이 심하게 날 때(허열(虛熱)이라 고 한다) 해열 소염제를 쓰면 열이 더 난다.

이럴 때 따뜻한 약인 이중탕(理中湯)이나 뜨거운 약인 부 자이중탕(附子理中湯)을 써야 열이 내려가고 환자를 살릴 수 있다.

불을 불로 끄는 처방이다.
이런 처방은 상당한 경지의 경험이 있어야 쓸 수 있다.
사람을 죽일 수 있다.
몸에 열이 나는데 열약의 대표적인 약제인 부자(附子)를 쓰다니.(이 부자는 사약(賜藥)의 재료로 사람을 죽일 때 쓴다.)

사상의학(四象醫學)이 세계에 큰소리칠 때가 올 거다.
K-컬쳐가 대세가 되듯…

41

영조와 정조와 인삼
그리고 숭늉과 치즈

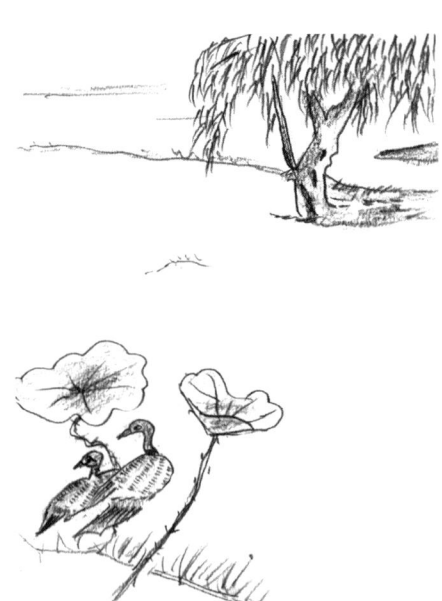

1800년 6월, 사도세자의 아들 정조는 죽을병에 걸렸다.

어의들이 인삼과 숙지황으로 만든 경옥고를 처방했다.

정조가 거부했다.

"경들이 내 체질을 잘 모른다.

나는 따듯한 약을 잘 먹지 못한다. 흐린 날, 음산한 날은 더 먹을 수 없다.

부작용이 반드시 일어난다."

어의들은 우겼다.

"기력을 회복하려면 반드시 인삼이 든 경옥고를 드셔야 합니다."

정조는 생강귤피탕에 경옥고를 타 마셨다.

이틀 후 정조는 죽었다.

정조의 할아버지 영조는 인삼 마니아였다. (당시 인삼은 다 산삼이다.)

영조는 인삼을 장복하고 음식을 적게 먹어 80세가 넘도록 살았다.

할아버지 영조의 체질은 인삼이 최고의 보약인데 손자인 정조의 체질은 인삼이 최고의 독약이니 어찌 설명할 것인가?

미국 대통령 트럼프가 코로나 독감에 걸렸다. 위태로웠다. 월터리드 국립 군병원에 입원했다.

혈중 산소포화도는 95%가 넘어야 하는데 트럼프는 80% 내외로 위험한 상태였다.

산소호흡기, 코로나 치료제, 스테로이드로 생명을 건졌다. 만약 경옥고를 트럼프에게 먹였다면 다음 날 죽었을 거다.

정조는 부친인 사도세자가 뒤주에 갇혀 죽은 게 천추의 한이었다.

속에서 뜨거운 열이 부글부글했다. 기운이 상체로 올라갔다.

그는 신장기능이 정상 작동하는 처방이 필요했다.

대소변, 특히 소변이 시원하게 나오고 잠을 푹 자는 음식 처방이 필요했다.

트럼프가 쓴 스테로이드 물질은 신장에서 생성되는 염증

잡는 물질이다.

이런 상황을 겪은 사람이 많다.

유명 작가인 내 친지는 코로나 독감에 걸려 자가 치료를 했다. 그는 평소 비염과 기관지천식이 있어 스테로이드와 항생제를 많이 썼다.

그러니 그런 약들은 이미 한계가 있어 독감에는 내성이 있었다.

속수무책으로 죽던가 행운을 기다려야 했다.

그는 진한 숭늉을 마시고 숭늉 가글을 했다.

하루종일 마시고 수시로 가글을 했다.

공진단 추출액을 발바닥에 바르고 발끝치기를 했다.

발끝치기를 하면서 '아', '옴' 호흡을 했다.

프랑스 작가 몰리에르가 말년에 치즈만 먹었다는 정보를 가지고 있던 그는 영양식으로 치즈만 먹었다.

숭늉과 치즈를 1주일 동안 먹자 열도 사라지고 기침소리도 줄어들었다.

같은 패턴의 식이요법을 했다.

보름 후 그는 코로나 독감에서 해방된 몸이 되었다.

COPD 환자의 코로나 독감은 방울뱀에게 물린 것만큼 치명적이다.

그는 엄청나게 떨었다. 죽음에서 돌아온 그가 말했다.

"숭늉과 치즈가 내 생명의 구세주야!"

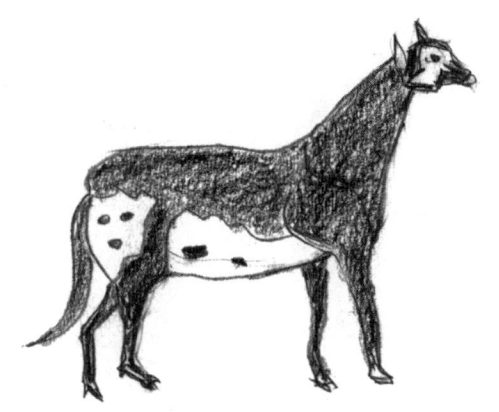

42

이기면 살고 지면 죽는다

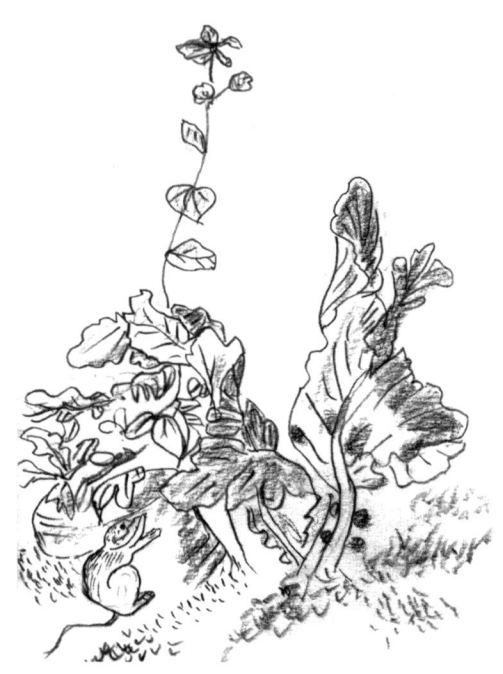

"아버지, 고이 잠들지 마세요.
노년에는 날이 저물수록 더욱 불태우고 몸부림쳐야 하니
꺼져가는 빛을 향해 분노하고 분노하세요."

- 딜런 토마스

앤소니 홉킨스는 영국의 집에서 2021년 아카데미 남자 주연상 소식을 듣고 아버지 무덤에 갔다.

그는 치매로 고생하다가 죽은 부친의 묘소에서 딜런 토마스의 시를 읊었다.

그가 출연한 영화 '더 파더'는 치매로 서서히 죽어가는 노인의 삶을 그렸다.

'사느냐 죽느냐 그것이 문제로다.'

뭐가 문젠가?
삶은 우연들이 이어진 사슬이다.
그 끝에는 죽음이 있다.
누구나 반드시 맞는 죽음.
즐겁게 건강하게 사는 건 내 선택이다.

"이기면 살고 지면 죽는다."
검투사 정신이다.

병에 걸린 검투사, 치매에 걸린 검투사, 늙은 검투사는
없다.
100살에도 젊고 당당한 검투사가 되자.

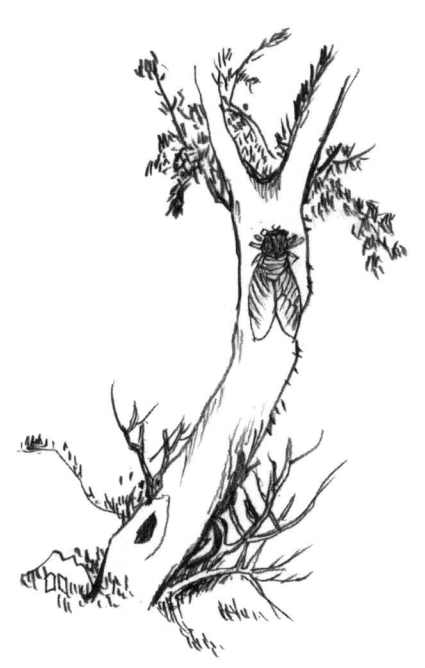

43

지크문트 프로이트의 마지막 17년

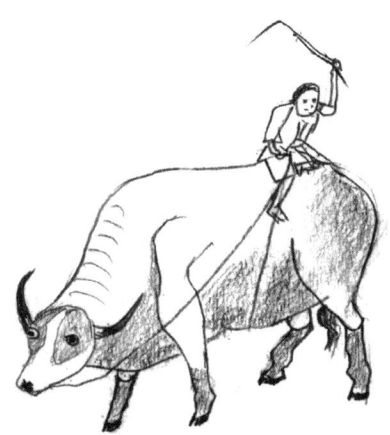

프로이트는 67살에 구강암 진단을 받고 17년을 더 살다 가 83살에 죽었다.

무남독녀(無男獨女)인 그가 결혼을 했다.
남편은 인물이 좋고 인품은 더 훌륭한 사업가였다.
외롭게 자란 부인은 시어머니와 같이 사는 게 행복했다.
그런데 이 행복은 한 달이 채 가지 않았다.
남편은 조폭형 사업가로 양의 탈을 쓴 하이에나였다.

20살에 과부가 된 시어머니는 무녀독남(無女獨男)인 외아 들에 올인했다.
시어머니가 30대 시절, 재혼하려 했으나 아들이 울면서 반대해 그만두었다.
시어머니는 남편을 아들 겸 애인으로 여겼다. (섹스만 안 할 뿐 나중에는 '혹시 이것도' 이런 생각도 들었다.)

시어머니는 남편과 부인 사이에서 잠자기를 좋아했다.
부인은 야사(野史)에 나오는 해괴망측한 상황들을 겪었 다.

평생 온실에서 자란 부인은 친정 식구는 물론 아무에게도 내색을 하지 않았으나 속으로는 욕이 나왔다.

'참 저질스런 인간들이구나.'
'개만도 못한 집안이구나.'

그들은 여인의 친정 재산을 거의 다 말아먹으며 온갖 구박을 했다.

남편은 젊은 여인들과 자주 어울리며 술에 취하면 부인을 때리면서 헛소리를 지껄였다.

"두 달이 지나면 부부는 남매와 같아서 서로 할 말도 없고 웃을 일도 없어. 남매가 섹스하냐?"

시어머니는 모른 체 했다.
부인은 살기보다 죽기를 더 많이 생각했다.
잠자리에 들면서 기도했다.
'이대로 죽게 해 주세요.'

그런데 지옥 같은 결혼생활에서도 딸 셋을 낳았다.
착하고 예쁜 애들 때문에 죽을 수가 없었다.

30여 년의 세월이 흘렀다.

추운 겨울날, 술 취한 남편이 빙판길에서 미끄러져 뇌진탕으로 죽었다.

시어머니가 거의 실실 상태가 돼 중얼거렸다.

"나도 따라 죽어야지."

말이 씨가 된다더니 열흘 후 뇌졸중으로 죽었다.

여인은 초상을 치른 지 보름도 안 돼 얼굴에 생기가 돌고 아픈 게 사라졌다.

30여 년 동안 수면제, 변비약, 우울증약, 고혈압약, 두통약, 감기약 따위를 날마다 한 주먹씩 먹었는데 두 사람이 죽은 다음 날부터 약 먹는 걸 잊어버렸다.

기분 좋고 아픈데 없고 잠 잘 오는데 뭔 약이 필요하랴.

부인은 약장에 수북이 쌓인 약들을 다 버리면서 중얼거렸다.

"이런 것들을 30년이나 먹다니 아픈 게 기분때문이구나."

남편과 시어머니는 부인 모르게 특정 주식들을 사 두었다. 그 주식은 수십 배가 올랐다.

그들이 잘난 체하고 못된 짓을 한 이유가 과도하게 넘치는 재산에도 있었다.

순식간에 부인은 슈퍼리치가 되었다.

어느 날, 한국 국적을 버리고 미국에 가 살던 딸들이 엄마에게 연락을 했다. (명문대 법대를 나온 딸 셋은 다 미국 로스쿨을 나와 변호사를 했다. 그리고 다 변호사 남자와 결혼했다.)

"엄마는 돈이 필요 없잖아. 우리에게 줘."

천사처럼 착한 딸들이 큰돈이 걸리자 악마가 되었다.

딸들이 소송을 했다.

지옥 같은 소송이 끝났다.

가장 가까운, 목숨도 대신 줄 사랑스런 딸들과 원수 사이가 되었다.

부인은 독사 같은 딸들에게 많은 재산을 뜯겼지만 여전히 슈퍼리치였다.

소송이 끝나자 부인은 사는 게 예전보다 훨씬 더 괴로웠다. 모든 사람이 싫었다.

그는 평소에도 사람을 싫어했다. (우울증 및 난치병 환자의 특징이다.)

소송 후에는 사람이 무섭고 뱀보다 더 징그러웠다.

그래서 집에만 틀어박혀 몇 달을 보냈다. (집안에만 있으면 없는 우울증도 생기고 있는 우울증은 산더미처럼 커져 죽을병이 된다.)

빨리 죽었으면 했다.

조금만 양념이 들어있는 음식은 입안이 아파 먹을 수 없었다.

거의 물 같은 죽만 조금씩 먹었다.

몸이 죽을 듯 아팠다. 정밀검진 결과 입속은 구강암이 의심되고 간과 췌장에도 암세포가 있었다.

문제는 뼈만 남은 저체중이었다.

먹지를 못하니 영양실조가 심해 '이런 몸으로 어떻게 살까?'했다.

'혹시 항암치료를 하면?'

'도움은 되지만…'

눈치 빠른 부인은 의사의 말에 죽는데 별 차이가 없다는 뜻인 줄 알았다.

'뼈만 남은 몸에 항암치료라니…'

그는 구강암 치료를 받다 먹지도 못하고 고통 속에서 죽은 친지가 생각났다.

심리학을 전공한 부인은 지크문트 프로이트를 미워하면서 좋아했다.

프로이트는 67살에 구강암 진단을 받았지만 83세까지 살았다. 그는 진단을 받은 후 17년을 살았다.

1943년, 처음으로 미국 예일대에서 암환자 치료제로 독가스 머스틴(mustine)을 이용한 항암제를 사용하였다.

의사인 프로이트는 1939년에 죽어 항암치료를 받을 기회가 없었다.

그는 새로운 삶의 등대를 만들었다.
"아침에는 무조건 집을 나간다.
산다는 게 아무 의미도 없다.
누구나 그냥 살아간다.
눈 깜박할 사이에 저세상이다.
하루하루 바쁘게 살자."

아무리 아파도 출산의 고통을 생각하면 통증이 덜했다.

아침에 눈을 뜨면 아무 생각 안 하고 발끝치기를 했다.

3분간 잠자리에서 했다.

앉아서 3분간 상모돌리기를 했다.

30초짜리 숨비소리를 3차례 했다.

자리에서 일어나면 숭늉 가글을 했다.(이 가글용 숭늉은 소금 0.9%+숭늉가루 30%로 배합했다.)

가글을 한 후 따뜻한 숭늉을 천천히 마셨다.

아침 식사로 달지 않은 과일과 통곡밀 햇반, 유정란 두 개, 치즈 한 조각을 먹었다.

창문을 열고 해를 바라보며 출장식호흡을 했다.

귀가 멍멍하고 머리가 복잡해 '옴' 호흡을 했다.

5초 내쉬면서 입으로 '옴' 소리를 냈다.

이 소리를 내면 청각신경이 울리면서 뇌신경을 자극했다.

조금씩 머리가 맑아졌다.

10분씩 하던 호흡이 20분, 30분으로 늘어났다.

호흡하는 시간이 즐거웠다.

숭늉 가글을 한 지 불과 보름도 안 돼 매운 음식을 먹을 수 있었다. 매운 음식을 먹으니 기운이 생겼다.

평소 허리와 무릎이 나빠 잘 걸을 수 없는 부인은 발끝치기와 호흡으로 건강의 기본을 삼았다.

아침에는 무조건 집을 나왔다.

인사동에 가서 간편한 승복을 샀다.

오직 승복만 입고 다녔다.

머리카락도 밀려고 했으나 엄두가 나지 않았다.

지하철을 타고 몇 시간을 다녔다.

열 번이 지나자 다닐 만했다.

사람이 별로 무섭지 않았다.

별별 사람을 보며 별별 생각을 했다.

그는 기차도 타고 비행기도 탔다.

그리고 잠은 꼭 집에 와 잤다.

승복을 입고 다니니 편했다.

그는 늦게 알았다.

"여자가 옷에서 해방되면 거의 모든 것에서 해방되는구나."

그의 몸에서 명품 옷, 명품 가방, 명품 시계와 목걸이가 없어졌다.

승복을 입고 배낭을 메고 다니는 방랑자가 되었다.

배낭에는 승늉 병, 가글 병이 있었다.

지하철과 기차와 비행기 안에서 출장식호흡을 했다.

집중이 잘 됐다.

전에는 비행기가 착륙할 때 무서워 가슴이 두근거렸는데 이제는 재미있었다.

추락하는 게 겁나지 않았다.

'죽고 사는 건 운명이다.

운명에 참견하지 말자.

하루하루가 마지막 날이다.'

이런 마음이 들자 세상이 재미있는 놀이터가 되었다.

저녁식사를 마친 후 발끝치기 20분 하고 효자손으로 20분간 발바닥 때리기를 했다.

다시 똑바로 누워 20분간 발끝치기를 했다.

잠이 들면 그냥 잤다.

중간에 깨면 생각을 안 하고 다시 발끝치기를 하고 '옴' 호흡을 했다.

그는 너무나 바빴다.

지하철 타기, 기차 타기, 비행기 타기.

하루가 한 달 같던 세월이 한 달이 하루처럼 흘렀다.

죽이고 싶던 딸들 생각을 잊어버렸다.

버나드 쇼(Bernard Shaw)가 말했다.

'인생이 비참해지는 비결은 자신이 행복한지 불행한지를 생각할 여유를 갖는 것이다.'

'암세포도 대사질환으로 생긴다.

대사질환을 없애면 당뇨나 비만이 사라지듯 암세포도 사라진다.' 그는 이 논리를 성경이나 불경처럼 받아들이고 실천했다.

암이나 당뇨나 그게 그거다.

거친 음식, 거친 생활이 그것들을 몰아낸다.

여인은 '옴' 호흡을 열심히 했다.

이 호흡으로 마음의 안정을 찾았다.

통증이 오면 작은 곤봉으로 발바닥을 아프게 때리면서 호흡을 했다.

6개월이 지났다.

죽을 징조가 없었다.

체중이 조금 늘고 덜 아팠다.

머리가 맑아지니까 통증이 줄었다.

덜 아프니까 행복했다.

단맛 음식, 정제 탄수화물, 초가공식품 이외에 입에서 원하는 것은 다 먹었다.

그의 식이요법은 식이요법에서 해방되는 것이었다.

암질환은 물에 빠진 것과 같다.

물에 빠져 발버둥 치면 기운이 빠져 죽는다.

인체의 비중은 물과 같은 '1'이다.

그냥 있으면 둥둥 뜬다. 죽지 않는다.

지구상 동물 가운데 물에 빠져 죽는 것은 딱 두 종류, 낙타와 인간이라고 한다.

갓난아기를 물에 넣으면 둥둥 떠다닌다.

빠져 죽는 일이 없다.

그는 덜 아프려고 버둥대지 않았다.

그는 덜 불행하려고 버둥대지 않았다

44

트럼프와 발목 부종

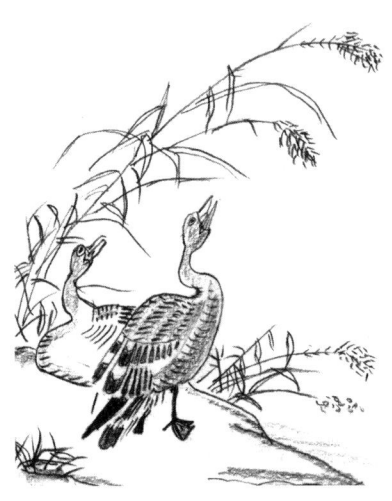

80세인 트럼프는 공개석상에서 꾸벅꾸벅 졸고 검푸른 손등과 발목 부종으로 건강 이상설이 제기된다.

이 증상은 간과 신장이 나쁘면 나타나는 대표적인 것이다.

환자가 죽을 때가 되면 음식은커녕 물도 잘 먹지 못한다.

그래서 발이 붓고 차갑다.

발목 부종은 다리 혈관이 제 기능을 하지 못해 생기는 현상이다.

백악관은 '발목 부종은 70세 이상에서 흔한 만성 정맥 부전'이라고 했다.

몇 달 전, 검푸른 손등과 발목 부종이 사진에 포착돼 건강 이상설이 있었고 트럼프가 며칠간 공개 일정 없이 모습이 보이지 않자 온라인에서 트럼프가 죽었다는 말들이 돌았다.

백악관은 손등의 멍은 악수를 자주 하고 아스피린을 먹어 생긴 거고 발목 부종은 70대 이상에선 흔한 만성 정맥 부전이라고 했다.

나이가 들면, 특히 70세가 넘으면 발이나 발목이 자주 붓는다. 심하면 장단지까지 붓는다.

대부분 운동부족, 스트레스, 신장기능이 약해 생긴다.

또한 방광 질환, 전립선 질환(여자는 자궁 질환)이나 대장 질환도 같은 영역이다.

그래서 트럼트 대통령의 전립선 기능도 정상보다 못하다고 볼 수 있다.

대책이 뭐냐?

발끝치기를 하자.

발끝치기를 하면 다리 정맥이 튼튼해지면서 '붓기'가 사라진다.

간혹 이뇨제를 쓰는 사람이 있는데 최악의 선택이다.

신장이 약해 생기는 증상에 신장기능을 망치는 처방이다. 빈대 잡으려고 초가삼간 태우는 처방이다.

소뿔을 고치려다 소를 잡는 짓이다.

숭늉을 마시면서 발끝치기를 하면 더 좋다.

전립선 기능도 살아난다.

취침 전 발끝치기를 20분간 하면 발목 부종이 사라진다.

디스크나 좌골신경통이 있는 사람은 두 번을 하면 된다.

불면증이 심한 사람은 세 번을 하면 된다.

똑바로 누워서 20분 발끝치기를 한다.

앉아서 5분간 발바닥 때리기를 한다.

이렇게 세 번 하면 저절로 잠이 들고 소변보러 일어나지 않는다.

미국 의학이 아무리 발달했어도 트럼프 대통령의 발목 부종을 근본적으로 치료할 수 없다.

발끝치기가 수호천사다.

발끝치기는 부종을 없애고 디스크를 없애고 불면증을 없 애는 하늘이 준 '자연치유요법'이다.

공기, 물, 발끝치기는 거의 공짜다.

우리는 별로 필요하지도 않고 중요하지는 않으나 가격이 비싼 걸 명품이라고 한다.

공기, 물, 발끝치기는 거의 공짜라 하찮게 여긴다. 싼 게 비지떡이라 한다.

공기나 물은 세계 최고의 부자라는 젠슨 황이나 일론 머 스크보다 백만 배 가치가 있다.

젠슨 황이나 일론 머스크가 없어도 세상은 돌아가지만, 물이나 공기가 없으면 지구는 죽음이다.

공기나 물이 소중하듯 발끝치기도 우리 삶을 지키는 데 소중한 자산이다.